Zoujin Zhongyi

美容美体与健康管理丛书

# 走进中医

马超 / 主编　　林敏红 / 副主编

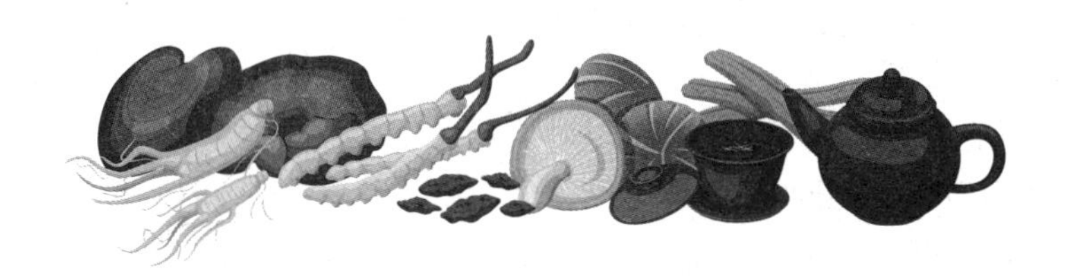

化学工业出版社
·北京·

## 内 容 提 要

本书从中医基础课程的需求出发，以中医基础理论和中医诊断技能为主体，对中医学的特点、阴阳五行学说、气血津液、藏象学说、经络学说、病因病机、四诊（望、闻、问、切）、辨证、治则和常用治疗手段等内容做了较为详细的讲解，具有结构清晰，重点突出，图、文、表、视频并茂、形象生动的特点。

本书可作为高职高专美容美体艺术、人物形象设计（美容方向）、医疗美容技术、中医学、护理学、养生康复等专业师生的教学用书。此外，也可以作为中医爱好者以及美容养生相关行业人员的培训参考用书。

**图书在版编目（CIP）数据**

走进中医 / 马超主编. —北京：化学工业出版社，2020.7

（美容美体与健康管理丛书）

ISBN 978-7-122-36964-2

Ⅰ. ①走… Ⅱ. ①马… Ⅲ. ①中国医药学－高等职业教育－教材 Ⅳ. ①R2

中国版本图书馆 CIP 数据核字（2020）第 084368 号

责任编辑：李彦玲　章梦婕　　　美术编辑：王晓宇
责任校对：王鹏飞　　　　　　　装帧设计：水长流文化

出版发行：化学工业出版社（北京市东城区青年湖南街 13 号　邮政编码 100011）
印　　装：三河市延风印装有限公司
787mm×1092mm　1/16　印张 9　彩插 1　字数 233 千字　2020 年 10 月北京第 1 版第 1 次印刷

购书咨询：010-64518888　　　售后服务：010-64518899
网　　址：http://www.cip.com.cn
凡购买本书，如有缺损质量问题，本社销售中心负责调换。

定　　价：39.80 元

# 『美容美体与健康管理丛书』编委会

# 前言

《走进中医》是高职高专美容美体艺术专业系列教材之一。作为专业基础课中医美容基础的教材，该教材为后续课程中医美容技术、养生美容与保健、亚健康调理等专业核心和拓展课的学习奠定了基础。

全书分为十四章，中医基础概论介绍了中医学的概念和中医学的特点；中医哲学基础介绍了阴阳五行学说；中医生理学基础部分介绍了精气血津液学说、藏象学说和经络学说；中医病理学基础部分介绍了病因、发病和病机；中医诊断基础部分介绍了望诊、舌诊、闻诊、问诊、脉诊和辨证；中医治疗基础介绍了中医治则和常用治疗手段。教材根据职业教育特点，在保证中医体系完整的基础上，避免过多艰涩、复杂的表述，做到突出重点，内容简洁通俗，图、文、表、视频并茂，形象生动，便于教师教授和学生学习。教学设计上每章节以项目化为引导，以学生为主体，让学生带着问题去学习中医知识，一方面提高学生学习中医的兴趣，另一方面培养高职学生自学和研究能力。

本书由浙江纺织服装职业技术学院马超任主编，浙江纺织服装职业技术学院林敏红任副主编，南京中医药大学蔡云、河南中医药大学代民涛、浙江纺织服装职业技术学院王明月、宁波国医堂中医药产业集团有限公司金琳参与编写，宁波国医堂中医药产业集团有限公司和宁波鄞州苏和中医诊所有限公司提供影像资料。

由于时间仓促，篇幅有限，加上编者学术水平所限，不妥之处在所难免，诚恳希望广大师生在使用过程中，提出宝贵意见，以便进一步提高和完善。

马超

2020年5月

# 目录

# 第一章 认识中医——中医基础概论

**教学要求**

1. 熟悉中医学的概念。
2. 掌握中医学的特点。
3. 掌握整体观的基本内容和辨证论治内涵。
4. 能够区分病、证、症。

# 任务一 揭开中医神秘的面纱

任务情景

中医药是中华民族的瑰宝，也是中华文化数千年来的智慧结晶。近年来，随着中医药国际化步伐的不断加快，世界各地每天都有患者享受着中医药带来的福利。中医药走向世界，不仅在卫生健康领域造福全球患者，也传播着中国传统文化和哲学智慧，成为促进中外人文交流的亮丽“名片”。为了让更多的人认识中医、了解中医，国内拍摄了很多中医药宣传片，如《中医世界》《本草中国》《大国医——历代中医的济世传奇》。作为初学中医的新人，这些影像资料都可以让大家更直接地了解中医药，提升大家学习的兴趣。

观看《中医世界》，以“我心中的中医”为主题制作幻灯片，并进行汇报。

任务要求：

（1）完成一份页数为10～20页的幻灯片，幻灯片包括观影的感想，自己或家人的一些看中医的经历和感想。

（2）以小见大，列举具体的事例，有自己的想法。

（3）要求图文并茂、结构完整、语言精练、解释准确。

按照全国科学技术名词审定委员会审定的名词，*中医学是以中医药理论与实践经验为主体，研究人类生命活动与疾病转化规律及其预防、诊断、治疗、康复和保健的综合性科学*，至今已有数千年的历史，是中华民族的瑰宝，毛主席曾说过“中国医药学是一个伟大的宝库，应当努力发掘，加以提高”。

中国医药学是我国人民长期同疾病做斗争的经验总结，为中华民族的繁衍，为保障人民的身体健康做出了巨大贡献，并且越来越得到全世界范围内各国人民的接受和认可。

◆ 词条 1

屠呦呦在瑞典领取2015年诺贝尔生理学或医学奖时，发表题为《青蒿素——中医药给世界的一份礼物》的演讲。因为一种植物青蒿，实现了一段跨越百年的穿越和结合（图1-1）。

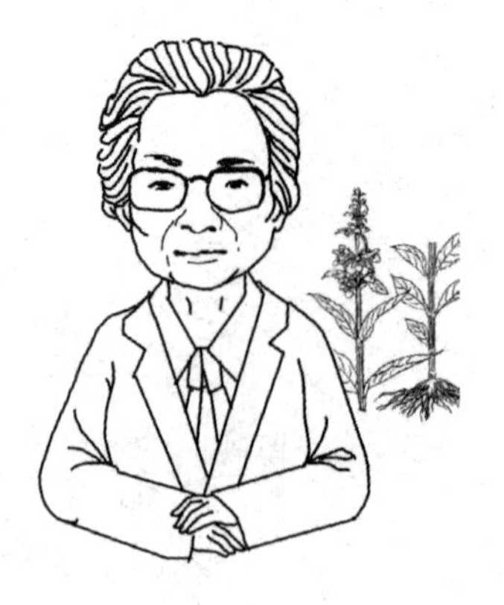

图1-1　屠呦呦

◆ 词条 2

对于针灸替代阿片类药物的做法，美国医学界、医疗机构和军队系统早已普遍表示认同。2018年2月，美国退伍军人健康管理局（VHA）将针灸师纳入医疗系统目录，并从3月开始招聘拥有执照的针灸师。这表示美国联邦机构继各州之后正式承认了针灸治疗师职业（图1-2）。

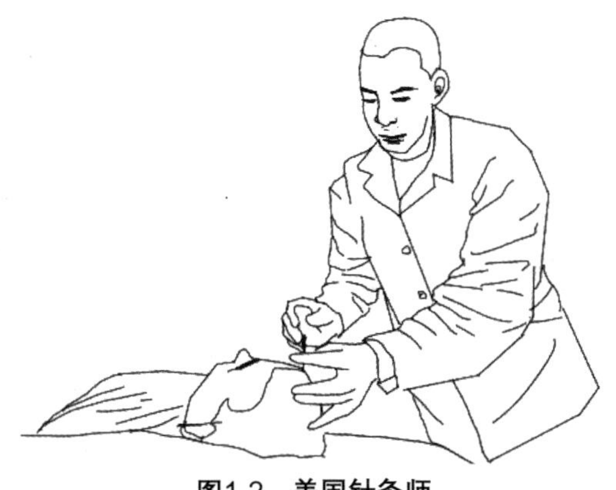

图1-2 美国针灸师

中医药是中国的，也是世界的。让中医药走向世界，这不仅是全体中医人的时代使命，而且是摆在当代中医人面前的历史考卷。让中医药走向世界，目的是让中医药优质的健康医疗服务惠及世界、造福人类。目前，中医药服务已遍及全球180多个国家和地区。中医药逐渐为五大洲的民众所接受，尤其是针灸、气功、太极已受到越来越多国际友人的喜爱。

## 任务二 中医学的特点

中医理论体系有两个基本特点，一是整体观念，二是辨证论治。

### 1. 整体观念

任务情景

老师为了让同学们更好地了解整体观，让大家画一幅画，题目就是“树”。

你会画出什么样的树，老师非常期待！

什么是整体观念？可以用“联系”两个字高度概括。具体包括3个方面的联系。

#### （1）人体自身的联系

正如树一样，没有根的树肯定是不完整的树。树叶长的好坏与否，除了与树叶本身有关系外，肯定与树根有着非常重要的联系。不能因为看不到在地下的根，就否认树叶和树根的这种联系。正因如此，我们的古人通过大量的实践，发现人体每一部分各有其特点和功能，但是又互相联系，并由此独创了藏象学说，以五脏体系统摄人体的内外，包裹万象（图1-3）。

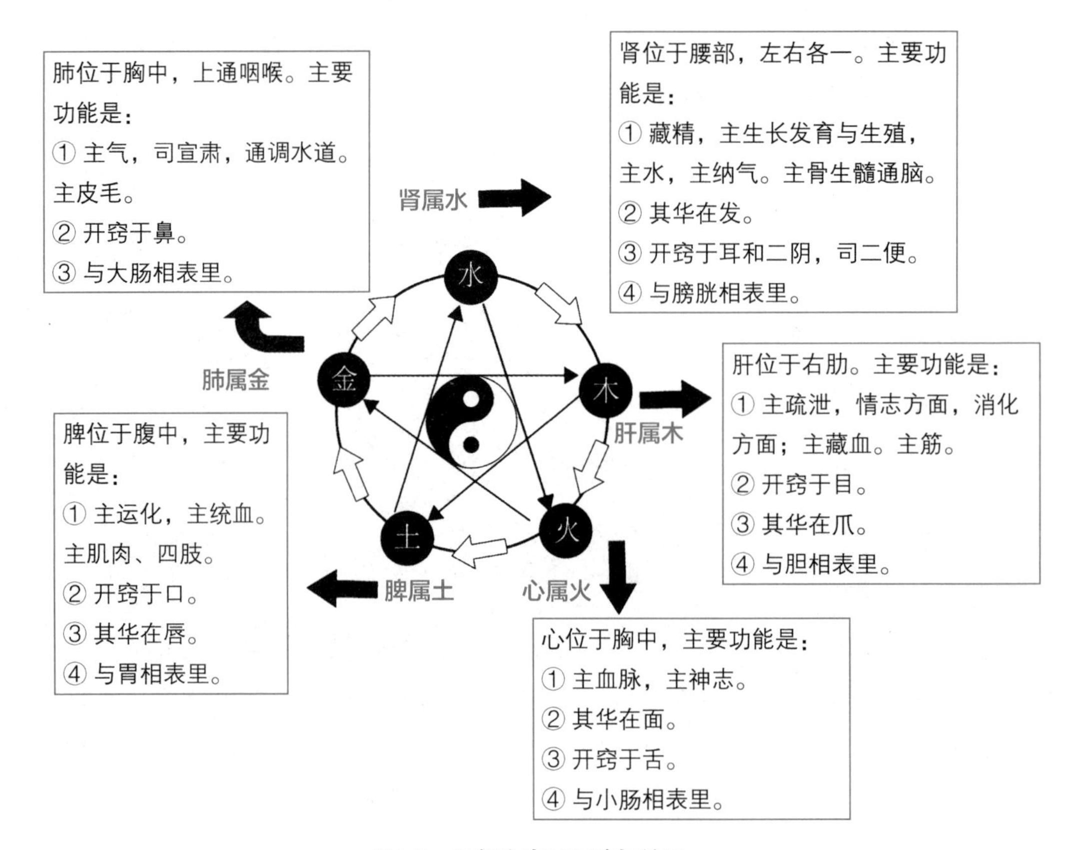


**图1-3　五行生克及五脏相关图**

（2）人与自然相互联系

人是自然的产物，自然环境是人类所赖以生存的必要条件。同时，自然界的各种变化又会影响着人体，人体则做出相应反应。如四时气候变化对人体的影响：春温和夏热之时，腠理毛孔开，则汗多、尿少；反之，秋凉和冬寒之时，腠理闭，则汗少、尿多。

> **任务情景**
>
> 老师为了让同学们进一步了解人与自然的联系，给大家两个主题，让大家讨论和汇报：
>
> （1）昼夜晨昏是怎么影响人体的?
>
> （2）地域环境对人体有什么影响?

（3）人与社会相互联系

社会是人们通过交往形成的社会关系的总和，是人类生活的共同体，人不能脱离社会而独立存在。人类的生产活动创造了社会，同时社会环境也会对人产生影响。比如，社会安定，有益健康，“太平之世多长寿人”；社会动乱，有害健康，大兵之后必有大荒，大荒之后必有大疫。同时人的社会地位发生改变时，如果不能及时适应，也会影响身心健康。

## 2. 辨证论治

**任务情景**

请看图1-4，结合你印象中中医看病的过程，思考下列问题：

（1）中医看病的过程中包括哪些步骤？

（2）病、证、症三者如何区分？

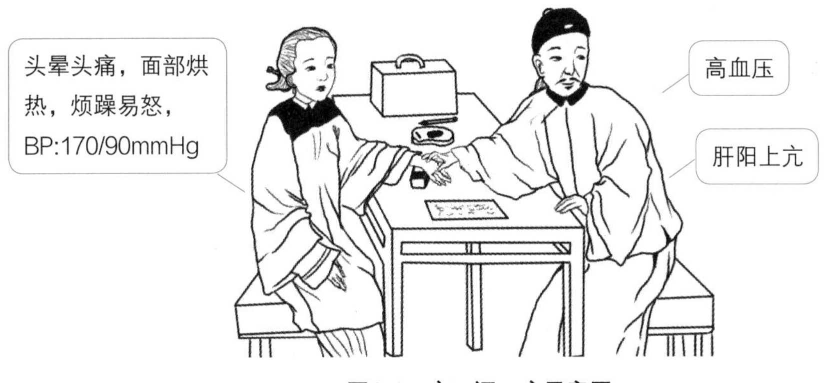


**图1-4　病、证、症示意图**

### （1）区分病、证、症

① 症：症状、体征，是机体在疾病过程中，自觉或他觉的一种不正常的表现，即单个症状或体征，是疾病的现象而不是本质。如头痛、发热、脉浮、舌质淡苔白。

② 病：疾病，机体在致病因素作用下，邪正交争，阴阳失调，出现了具有一定发展规律的病理变化的全过程。如高血压、肺炎等。

③ 证：证候，机体在发病过程中某一阶段的病理概括（中医理论概括出的病理状态），包含了病因、病位、病性及邪正关系等要素，反映了疾病的本质。如风寒表实证。

### （2）辨证论治的内容

*辨证论治*是指将四诊收集的资料，通过分析综合，辨别出某种性质的证。根据证的结果以确定治疗原则和方法。

**辨**：分析、辨别
**证**：证候
**论**：考虑、讨论
**治**：治则、治法

## 复习与思考

1. 论述中医学的特点。

2. 病、症、证三者有何不同?

3. 什么叫辨证论治?

4. 观看《大国医——历代中医的济世传奇》，按主题要求完成作业，并进行汇报。《大国医——历代中医的济世传奇》选取自上古黄帝时代中医始祖岐伯起，到近代中国第一位留英医学博士黄宽共25个历代名医的经历。请用最简短的文字概括他们的传奇人生和医学成就。

# 第二章 中医哲学基础——阴阳五行学说

教学要求

1. 掌握阴阳、五行的基本内涵和概念。
2. 掌握阴阳学说、五行学说的基本内容。
3. 熟悉阴阳学说、五行学说的基本应用。
4. 了解中医学思维方法的主要特点。

# 任务一 不一样的视角看世界——阴阳学说

任务情景

仔细观察两张图（图2-1），你看到了什么？想到了什么？两张图的区别在哪？给我们的启示是什么？

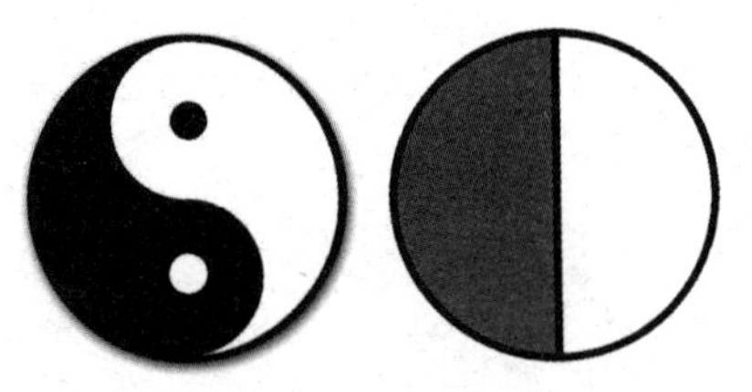

图2-1　阴阳太极图和普通半圆图

## 1. 阴阳的基本概念

《说文解字》说："阳，高明也，山之南，水之北也。""阴，暗也，水之南，山之北也。"阴阳最初的含义就是指日光的向背。向阳、光明的为阳，背阳、黑暗的为阴。聪明的古人在此基础上，将世间万物进行了归类，并以阴阳概括。阴阳是对自然界相互关联的事物和现象或事物内部对立双方属性的概括。

世间万物都可以分为阴阳。但要注意的是阴阳一定是相互关联的，一定是在一个层次范畴进行划分的，不然就失去意义了。此外，阴阳是相对的，不是绝对的，在一定条件下可以转化和细分。例如：白天为阳，夜晚为阴；白天之中，上午为阳中之阳，下午为阳中之阴；前半夜为阴中之阴，后半夜为阴中之阳。

## 2. 阴阳学说的基本内容

阴阳学说的基本内容及释义见表2-1。

表2-1　阴阳学说的基本内容及释义

| 阴阳学说的基本内容 | 释义 |
| --- | --- |
| 阴阳对立制约 | 自然界一切事物或现象都存在着相互对立的阴阳两个方面。<br>对立：指斗争、排斥。<br>制约：指克制、抑制 |
| 阴阳互根互用 | 阴阳双方既相互对立，又相互依存，任何一方都不能脱离对方而单独存在。<br>互根：互相依存。<br>互用：互相促进 |
| 阴阳消长平衡 | 阴阳之间的对立互根不是处于静止不变的状态，而是在一定限度内互为消长的运动中维持相对的平衡，是一个量变的过程。<br>消：指减少、消亡。<br>长：指增加、增长 |
| 阴阳转化 | 对立的阴阳双方，在一定的条件下，可以各自向其相反的方向转化，即阴可以转化为阳，阳可以转化为阴，是质变过程 |

任务情景

通过学习阴阳学说的基本内容，试着举出一些例子，并在课堂上分享和讨论。

比如白天和黑夜。白天和黑夜是对立的。同时没有白天/黑夜，黑夜/白天也就无从谈起。从一年来看，白天的总时间和黑夜的总时间虽然是相同的，但是每天的白天和黑夜都是有差别的。一年中，夏至日的时候白天的时间最长，然后白天逐渐变短，黑夜慢慢增长，到了冬至则黑夜的时间最长（图2-2）。

图2-2　白昼与黑夜

### 3. 阴阳学说在中医学中的应用

#### （1）说明人体的组织结构

“人生有形，不离阴阳”（出自《素问·宝命全形论》），如从人体部位分：体表为阳，体内为阴；上部为阳，下部为阴；背部为阳，腹部为阴；四肢外侧为阳，四肢内侧为阴。

#### （2）说明人体的生理功能

人体阳气具有温煦、推动、兴奋、升发的作用。人体的阴气主凉润、宁静、抑制、沉降。只有人体阴阳二气维持着协调平衡，人才会在一个相对正常的健康状态，正所谓“阴平阳秘，精神乃治”（出自《素问·生气通天论》）。

#### （3）说明人体的病理变化

疾病的发生发展变化，关系到邪与正两方面，导致阴阳协调关系破坏，引起阴阳偏盛偏衰，出现阴阳失调。疾病的基本病机之一，便是阴阳失调。

任务情景

请你画一个天平，然后看阴阳偏盛偏衰会出现哪些变化，并且判断一下自己属于哪一种，并说明理由。

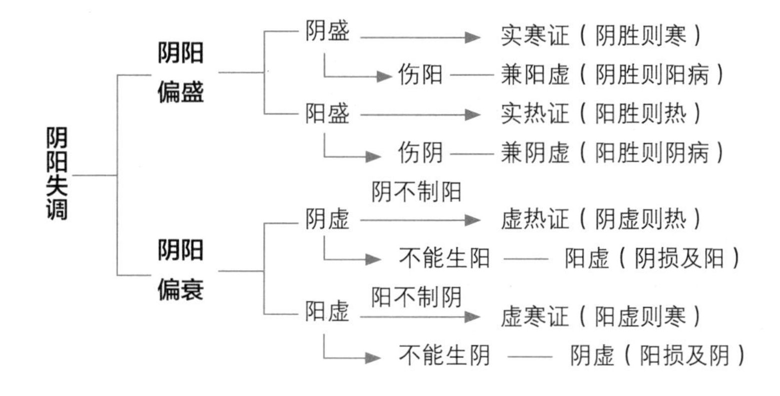

(4)用于诊断

明代名医张景岳，对阴阳在诊治疾病中的地位是这样评价的：“凡诊病施治，必须先审阴阳，乃为医道之纲领。”

任务情景

观察这两个人物（图2-3），通过哪些细节可以判断两个人的阴阳属性?

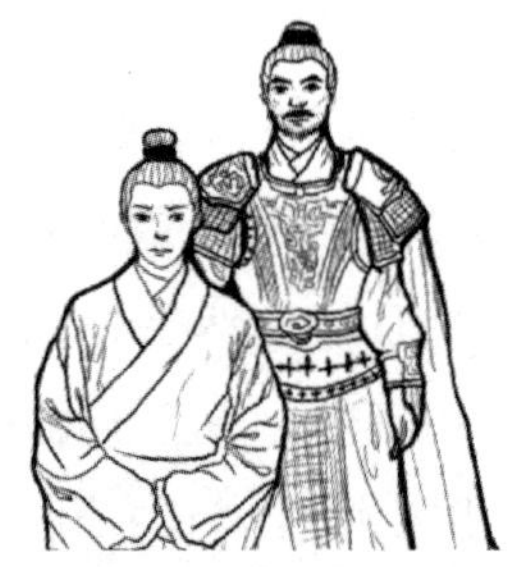

图2-3 书生与士兵

(5)用于疾病的防治

“阴阳失调”是疾病发生的基本原理，因此，把握阴阳失调的状况，调整其阴阳的偏胜偏衰，以恢复阴阳的协调平衡，是最基本的治疗原则。

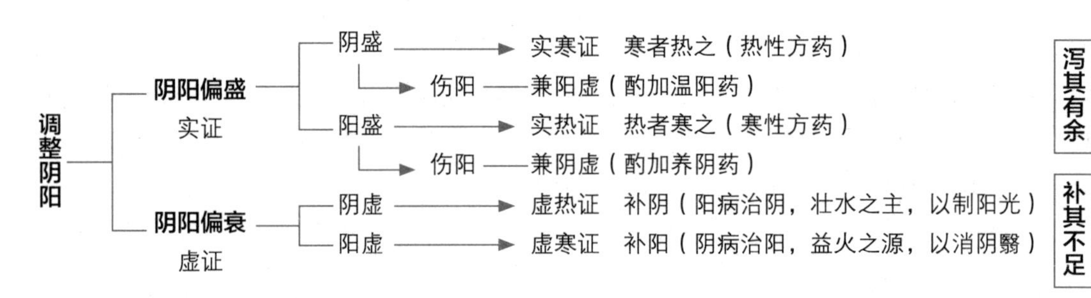


复习与思考

1. 阴阳学说的基本内容包括哪些?
2. 怎样运用阴阳理论阐述人体的病理变化?
3. 阴阳学说在指导确定治疗原则方面的基本观点是什么?
4. 请结合所学知识，谈一谈你对“春夏养阳，秋冬养阴”的认识和启示。

## 任务二 生命的轮回——五行学说

任务情景

什么叫取象比类和推演络绎? 你能举出例子吗?

五行学说为古代哲学的范畴。五行是一个抽象的哲学概念，古人用取象比类、推演络绎的办法，将自然界中的具有相似性的各种事物和现象归于五类（木、火、土、金、水），并且它们之间可以相互作用和影响。

## 1. 五行的特性（表2-2）

**表2-2 五行的特性**

| 五行 | 特性 | 解释 | 举例与图画 |
| --- | --- | --- | --- |
| 木 | 木曰曲直 | “曲直”是指树木能曲能直、向上、向外伸长舒展的生发姿态，引申为具有生长、升发、条达、舒畅等作用或性质的事物及现象，都可归属于木 | 树枝 |
| 火 | 火曰炎上 | 炎是热也，上是上升。<br>引申为凡具有温热、向上等性质或作用的事物，均归属于火 | 烛火 |
| 土 | 土爰稼穑 | “稼”，春播（种）；“穑”，秋收（收获）。引申为具有受纳、承载、生化等作用或性质的事物和现象，都可归属于土 | 土地 |
| 金 | 金曰从革 | “从”，顺也；“革”，即变革。引申为具有洁净、沉降、收敛、发声等性质或作用的事物和现象，都可归属于金 | 宝剑 |
| 水 | 水曰润下 | 润下即滋润、向下之意。引申为凡具有滋润、下行、寒凉、闭藏等性质的事物和现象，都归属于水 | 江水 |

## 2. 事物属性的五行归属

事物和现象五行归类的方法，主要采用取象比类法和推演络绎法，以五行抽象特征为依据，将各种具体事物或现象进行五行归类（表2-3）。

## 3. 五行学说的基本内容

五行之间不是孤立和静止不变的，而是存在着有序的“相生”和“相克”关系的，从而维持事物生化不息的动态平衡（图2-4）。

需要强化记忆哦!

表2-3　五行归属表

| 自然界 | | | | | | 五行 | 人体 | | | | | |
|---|---|---|---|---|---|---|---|---|---|---|---|---|
| 五味 | 五色 | 五化 | 五气 | 五季 | 五方 | | 五脏 | 五腑 | 五官 | 五体 | 五志 | 五液 |
| 酸 | 青 | 生 | 风 | 春 | 东 | 木 | 肝 | 胆 | 目 | 筋 | 怒 | 泪 |
| 苦 | 赤 | 长 | 暑 | 夏 | 南 | 火 | 心 | 小肠 | 舌 | 脉 | 喜 | 汗 |
| 甘 | 黄 | 化 | 湿 | 长夏 | 中 | 土 | 脾 | 胃 | 口 | 肉 | 思 | 涎 |
| 辛 | 白 | 收 | 燥 | 秋 | 西 | 金 | 肺 | 大肠 | 鼻 | 皮 | 悲 | 涕 |
| 咸 | 黑 | 藏 | 寒 | 冬 | 北 | 水 | 肾 | 膀胱 | 耳 | 骨 | 恐 | 唾 |

（1）五行相生

五行相生是指木、火、土、金、水之间存在着有序的递相资生、助长和促进的关系。相生次序：木→火→土→金→水→木。在五行相生关系中，任何一行都存在着“生我者”和“我生者”两个方面的关系。《难经》喻为“母子”关系，“生我者”为“母”，“我生者”为“子”。

火
土
金
水
木
木生火
火生土
土生金
金生水
水生木
木克土
火克金
土克水
金克木
水克火


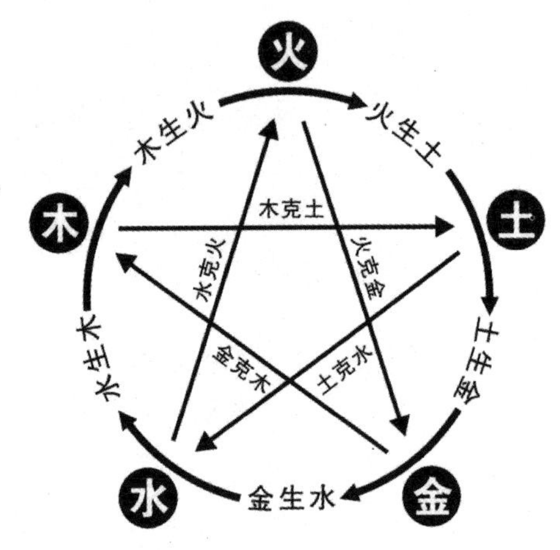

图2-4　五行生克图

（2）五行相克

五行相克是指木、火、土、金、水之间存在着有序的克制。相克次序：木→土→水→火→金→木 。在五行相克关系中，任何一行都存在着“克我者”和“我克者”两个方面的关系。“克我者”是我的“所不胜”，“我克者”是我的“所胜”。

没有生，就没有事物的发生和成长；没有克，就不能维持其正常协调关系下的变化和发展。只有依次相生，依次相克，如环无端，才能生化不息，并维持着事物之间的动态平衡。正如“落叶归根”，即叶子降生于泥土，待叶子繁茂之后，最终还是回归到泥土中。

任务情景

观察这张图（图2-5），请你说一下这表明一种什么状态，这种状态是否可以反转?

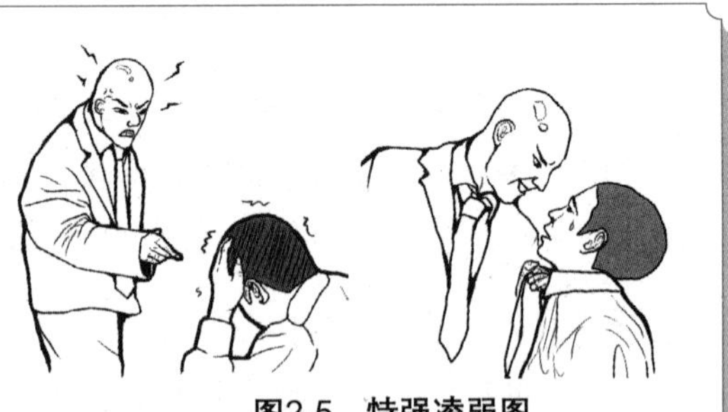

图2-5　恃强凌弱图

#### （3）五行相乘

乘，以强凌弱，克制太过之意。五行相乘，是指五行中某一行对被克的一行克制太过，从而引起一系列的异常相克关系。相乘次序与相克次序相同，即木→土→水→火→金→木。

引起相乘的原因有两种：一种是五行中某一行本身过于强盛，对被克制一行的克制太过，导致被克一行的虚弱，从而引起五行之间的生克制化异常，如“木亢乘土”；另一种是五行中某一行本身虚弱，使“克我”一行的克制相对增强，导致其本身更加虚弱，从而引起五行之间的生克制化异常，如“土虚木乘”。

#### （4）五行相侮

侮，欺侮之意。五行相侮，是指五行中一行对其“所不胜”一行的反向制约和克制，又称“反克”“反侮”。相侮次序与相克次序相反，即木→金→火→水→土→木。

引起相侮的原因有两种：一种是五行中的某一行过于强盛，对原来“克我”一行进行反向克制，如“木亢侮金”；另一种是五行中的某一行过于虚弱，受原来“我克”一行的反向克制，如“土壅侮木”。

#### （5）母病及子

母病及子，是指五行中的某一行异常，累及其子行，导致母子两行皆异常。常见母行虚弱，引起子行亦不足，终致母子两行皆不足，如“水竭木枯”。

#### （6）子病及母

子病及母，是指五行中的某一行异常，影响到其母行，终致子母两行皆异常。常见的有：子行太过，引起母行亦亢盛，导致子母两行皆亢盛，即“子病犯母”，如“火旺木亢”；子行不足，累及母行，引起母行不足，导致子母两行皆不足，即“子盗母气”，如“木虚水亏”。

### 4. 五行学说在中医学中的应用

五行学说在中医学中的应用，主要以五行的特征和生克、乘侮的规律来分析研究人体与自然及人体各脏腑组织器官的功能和相互联系，解释人体病因、病理等机制，并指导临床。其中最重要的就是借助五行学说，构建了以五脏为中心、内外联系的天人合一的五脏系统。

**复习与思考**

1. 熟背五行归属表。

2. 老人常说发热感冒的时候，饮食要清淡，请结合五行学说来解释。

3. 女性到了49岁左右绝经后，往往出现更年期症状，比如烘热出汗、烦躁、失眠等，请结合五行学说来解释。

# 第三章 中医生理学基础——精气血津液学说

教学要求

1. 掌握人体之精的基本概念、生成。
2. 掌握人体之气的基本概念、运行、功能。
3. 掌握血的基本概念、生成、运行和功能。
4. 掌握津液的基本概念、代谢和功能。
5. 熟悉精、气、血、津液之间的关系。

## 任务一 人体之本源——精

任务情景

人是怎么来的？当人出生后又靠什么活下去呢（图3-1）？

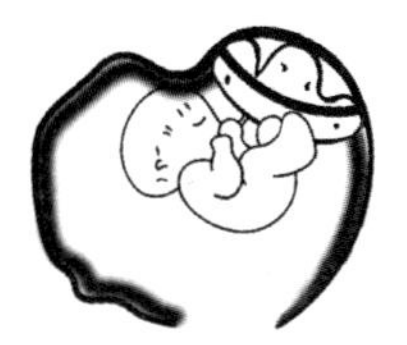

图3-1 胎儿

精是一切构成人体和维持人体生命活动的液态精华物质，具体可以分为先天之精和后天之精。

先天之精：禀受于父母，是构成胚胎的原始物质来源，相当于精子和卵子。
后天之精：来源于水谷，是人出生后赖以维持生命活动的精微物质。

肾藏精，主繁衍生命，生长发育，生髓化血。

## 任务二 人体之能量场——气

任务情景

人活一口气，你是怎么理解的？古人曰："人之生，气之聚也。聚则为生，散则为死。"以下两张图（图3-2，图3-3）给你什么启示？

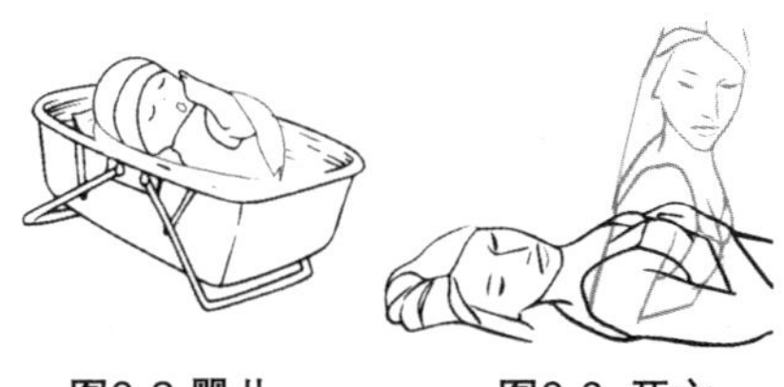

图3-2 婴儿　　图3-3 死亡

### 1. 气的概念

气是构成人体和维持人体生命活动的最基本物质，是人体内具有很强活力、不断运动的精微物质。气通过不息的运动发挥各种功能，维持人的生命活动。气的运动一旦停止，意味着生命活动也将终止。精是生命的本原，而气则是生命的维系。

我们对死亡有着本能的抗拒，但每个人又不可避免要碰到它。我们靠呼吸维系生命，空气中的氧气通过呼吸进入我们身体内部，再经过血液循环流淌到我们全身各个地方，从而保证我们身体每个器官的正常功能。当婴儿呱呱落地的那一瞬，如果不哭是非常危险的，意味着他没有进行呼吸。所以宝宝出生后的第一大本领就是"哇"地大哭起来，随着这一声，宝宝的肺部就正式开始发挥其功能了。那一瞬间，肺泡会膨胀充满氧气，通过体循环，与组织细胞进行物质交换，将运来的养料和氧气供给组织细胞利用。

走进中医


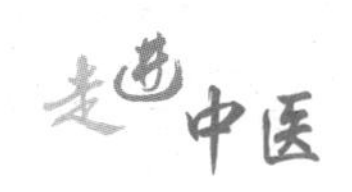

活人—呼吸—体温恒定—血液、津液流动
死人—呼吸停止—体温下降—血液、津液停滞

## 2. 气的运动

气的运动，叫作气机，其基本形式见图3-4。

基本形式
升
气自下而上
降
气自上而下
出
气由内而外
入
气由外而内


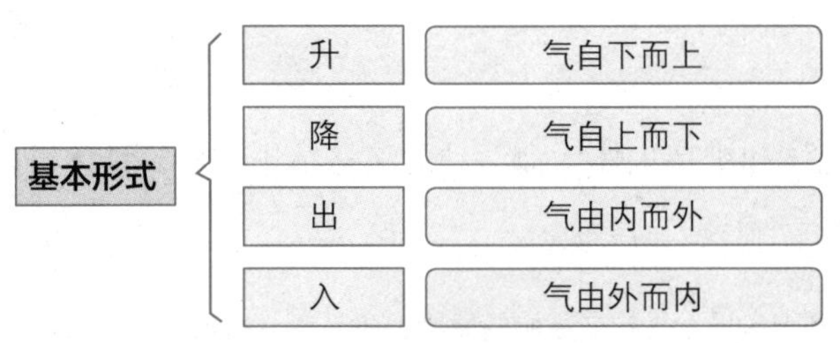

**图3-4　气的运动的基本形式**

正常情况下，当气机调畅即气的运行畅通无阻时，气的升、降、出、入之间平衡协调。病理表现：气机失调——气的升、降、出、入之间的平衡失调。

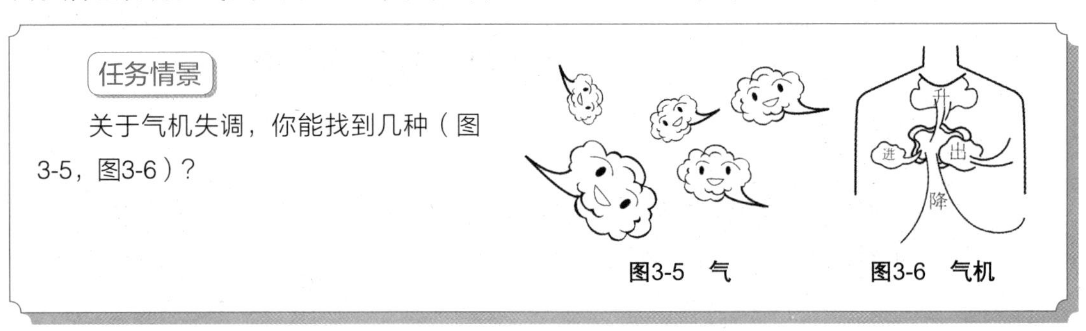


任务情景

关于气机失调，你能找到几种（图3-5，图3-6）？

**图3-5　气**　　**图3-6　气机**

气机失调的主要表现、机制及特点见表3-1。

**表3-1　气机失调的主要表现、机制及特点**

| 主要表现 | 机制 | 特点 |
| --- | --- | --- |
| 气滞 | 气机运行不畅，局部或全身阻滞不通 | 局部表现——闷、胀、痛 |
| 气逆 | 气的上升太过或下降不及 | 肺气上逆则咳;胃气上逆则呕哕 |
| 气陷 | 气虚不能上升或下降太过 | 脾气下陷常见 |
| 气脱 | 气不能内守，大量外逸，致全身功能突然衰竭 | 大汗亡阳引起的气脱；<br>大出血引起的气随血脱 |
| 气闭 | 气不能外达而郁结闭塞于内，又称“气结” | 厥证（由于气机逆乱，气血运行失常所致的以突然发生的一时性昏倒、不知人事，或伴四肢逆冷为主要临床表现的一种急性病证） |

### 3. 气的功能

**任务情景**

气具有推动、温煦、固摄、防御等功能，你是如何理解的（图3-7）？

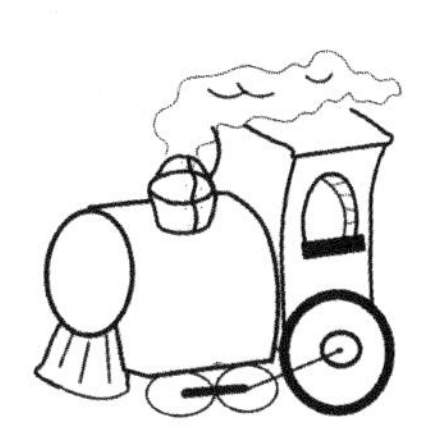

图3-7 蒸汽机

气的生理功能及其含义、生理表现和病理表现见表3-2。

**表3-2 气的生理功能及其含义、生理表现和病理表现**

| 生理功能 | 含义 | 生理表现 | 病理表现 |
|---|---|---|---|
| 推动 | 气具有激发和推动的作用。就如同用吸管向水里吹气，水会动 | ① 激发和促进人体的生长发育与生殖；<br>② 推动和激发各脏腑经络、组织器官的功能活动；<br>③ 推动血液的生成与运行；<br>④ 推动津液的生成、输布与排泄 | ① 生长发育迟缓、早衰；<br>② 脏腑经络、组织器官功能减退；<br>③ 血行迟缓——血瘀；<br>④ 津液停滞——痰饮、水湿、水肿 |
| 温煦 | 气有温煦人体的作用 | ① 温暖机体，维持体温的恒定；<br>② 温煦脏腑经络、组织器官，维持其正常的生理活动；<br>③ 维持血液、津液等液态物质正常运行 | 气不足则寒，气有余则热 |
| 防御 | 气具有护卫肌表、防御外邪、维护机体健康的作用 | ① 护卫全身肌表，防御外邪入侵，如《素问・遗篇刺法论》："正气存内，邪不可干"；<br>② 祛邪外出，防止病邪损害机体；<br>③ 自我修复，恢复健康 | ① 易感受外邪而发病，如《素问・评热病论》："邪之所凑，其气必虚"；<br>② 防御功能减弱；<br>③ 病后难愈 |
| 固摄 | 控制、统摄、约束之意。气对于体内精、血、津液等液态物质具有统摄和控制、防止其无故流失的作用 | ① 固摄血液，防止其溢出于脉外；<br>② 固摄汗液、尿液，使其有节制地排出，防止其异常流失；<br>③ 控制唾液、胃肠液的分泌；<br>④ 固摄精液，防止其妄泄而耗损 | 气失固摄：<br>各种出血证<br>多汗、多尿、自汗、尿失禁<br>遗精、滑精、早泄<br>妇女带下过多，滑胎 |

# 任务三 人体脉之液——血

## 1. 血的概念

血是循行于脉中、富有营养和滋润作用的红色液态物质，是构成人体和维持人体生命活动的基本物质。

## 2. 血的生成

血液的生成示意图见图3-8。

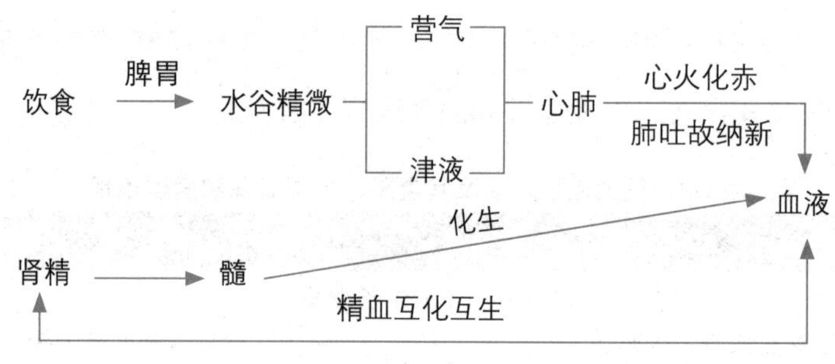


**图3-8 血液的生成示意图**

## 3. 血的运行

血液的循行方式：循环不息，“如环无端”，在脉管内运行全身。

## 4. 血的生理功能

### （1）营养滋润全身

血主濡之，具有濡养的作用。血在脉管中运行，内至脏腑，外达皮肉筋骨，营养滋润全身，以维持各脏腑组织器官的功能活动，保证人体生命活动的正常进行。

### （2）神志活动的物质基础

人体神志活动的主要物质基础是血液。无论何种原因引起的血虚或者血运失常，均可出现精神疲惫、健忘、失眠、多梦、烦躁、惊悸等。

血的生理功能见图3-9。

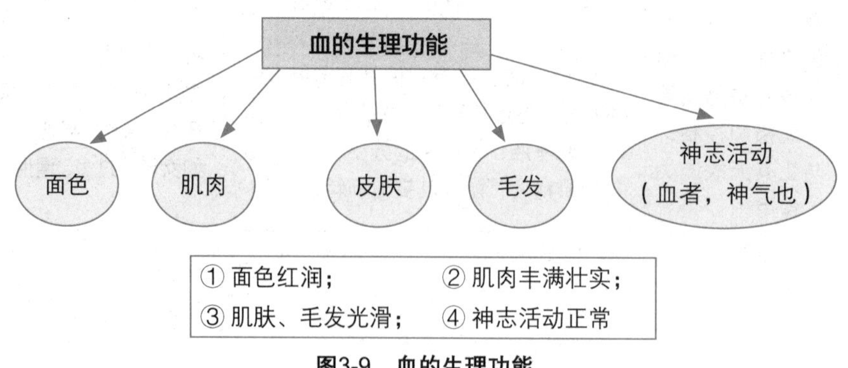


**图3-9 血的生理功能**

# 任务四 人体之水液——津液

## 1. 津液的概念

**任务情景**

说到津液，你能想到哪些？

津液是人体一切正常水液的总称，包括各脏腑组织的内在体液及其正常分泌物，如胃液、肠液、涕、泪、唾等。

## 2. 津和液的区别

津和液的区别见图3-10。

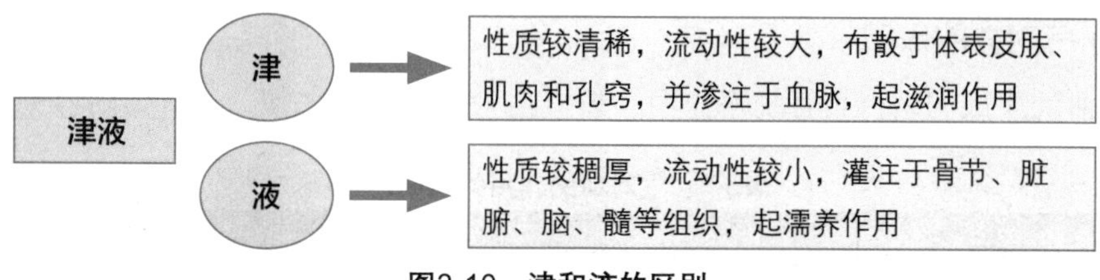


图3-10 津和液的区别

## 3. 津液的功能

### （1）滋润与濡养

津液是液体，具有滋润作用，并含有多种营养物质，具有濡养作用。

### （2）化生与调节血液

津液为化生血液的基本成分之一。津液入脉，不仅可以生成血液，而且还能濡养和滑利血脉。

### （3）排泄废物

津液在代谢过程中，能将机体各部分的代谢废物借助汗、尿、粪等途径适时地排出体外。反之，当这些代谢产物无法适时地排出体外，或者超出人体自身的排泄能力时，就会蓄积于体内，产生痰、饮、水、湿等多种病理变化。

# 任务五 气、血、津液的关系

气、血、津液均是构成人体和维持人体生命活动的基本物质，均靠后天脾胃化生的水谷精微充养，在人体的功能活动过程中，它们之间互相作用、互相转化，因此三者在生理上和病理上都存在着极为密切的关系（图3-11）。

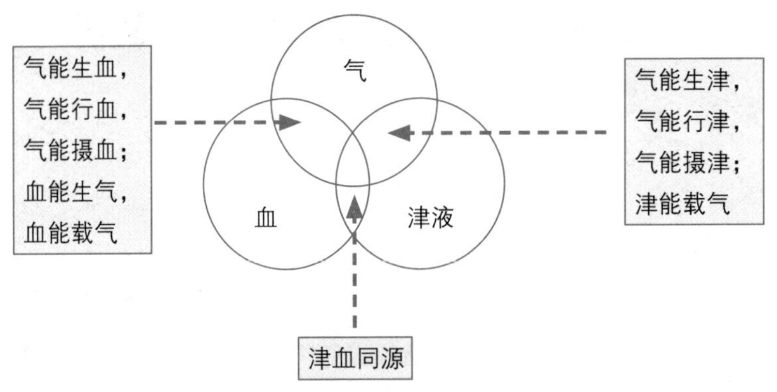


图3-11　气、血、津液关系示意图

## 1. 气与血的作用

### （1）气对血的作用

气对血的生成和运行具有统率作用，故概括为“气为血之帅”，具体内容见表3-3。

表3-3　气对血的作用的具体内容

| 气对血的作用 | 原理 | 生理 | 病理 | 临床意义 |
| --- | --- | --- | --- | --- |
| 气能生血 | 血液的化生离不开气作为动力；营气在血液生成中的作用 | 气盛则血充 | 气虚则血虚 | 治疗血虚病证时，常常以补气药配合补血药使用 |
| 气能行血 | 血液的运行离不开气的推动作用 | 气的充盈且气机调畅，气行则血行 | 气虚或气滞，均可导致血瘀；气机逆乱，血行也随之逆乱 | 治疗血行失常的病证，常常分别配合应用补气、行气、降气、升提的药物 |
| 气能摄血 | 血液能正常循行于脉中，离不开气的固摄作用 | 气旺则血统 | “气虚则血逸”（即气不摄血） | 治疗气虚出血病证，必须补气以摄血 |

### （2）血对气的作用

血能养气、载气，即血是气的化生基础和载体之一，故概括为“血为气之母”，具体内容见表3-4。

## 2. 气与津液的作用

气与津液的关系十分相似于气与血的关系，亦可归纳为气能生津、气能行津、气能摄津、津能生气和津能载气五个方面。

表3-4 血对气的作用的具体内容

| 血对气的作用 | 原理 | 生理 | 病理 | 临床应用 |
|---|---|---|---|---|
| 血能养气 | 气的充盛及其功能的发挥离不开血液的濡养 | 血足则气旺 | 血虚则气虚 | 治疗血虚气少的病证，必须气血双补 |
| 血能载气 | 气存于血中，依附于血而不致散失，依赖血的运载而运行全身 | 血行则气行 | 血虚的患者，也就会出现气虚病变；气随血脱 | 治疗大出血时，在紧急止血的基础上，往往多用大剂量补气药物来益气固脱 |

### 3. 津液与血之间的关系

津液和血来源相同而又可以相互资生、相互转化，称为“津血同源”。生理上，津液与血液都由水谷精微所化生；津液进入脉中，与营气结合，便化生为血液；血液中的津液与营气分离而渗出脉外，便化为津液。因为汗液为津液所化生，而津血同源，所以又有“血汗同源”之说。

**复习与思考**

1. 人体之精的基本概念如何？
2. 人体之气的基本概念如何？
3. 什么叫气机？气机失调有哪些表现？
4. 气的生理作用有哪些？其作用减弱有何主要病理表现？
5. 中医学中血的基本概念如何？
6. 血的化生之源如何？血的生成与哪些脏腑的功能密切相关？
7. 何谓津液？津和液有何区别与联系？
8. 何谓“气为血之帅”“血为气之母”？
9. 何谓“津血同源”？

# 第四章 中医生理学基础——藏象学说

教学要求

1. 掌握藏象的基本概念，脏、腑及奇恒之腑的生理特点。
2. 掌握五脏各自的生理特性、主要生理功能和病理变化。
3. 掌握六腑各自的主要生理功能和病理变化。

# 任务一 藏象的基本概念

## 1. 藏象的定义

藏象是指人体内在脏腑的生理功能、病理变化及反映于外的征象（图4-1）。

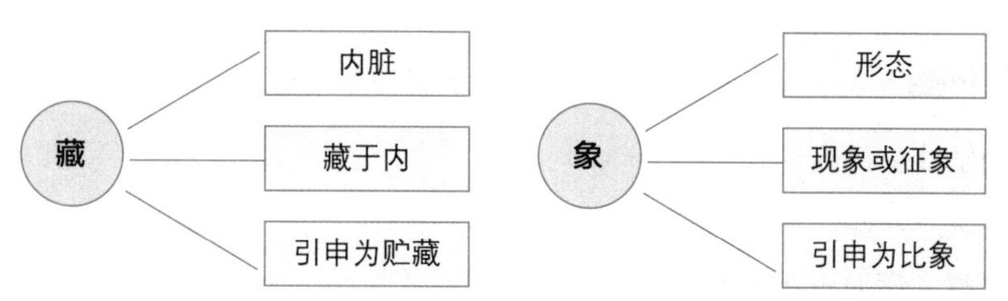


图4-1 藏象的基本概念

## 2. 脏腑的分类

脏腑，是内脏的总称，藏象学说根据生理功能特点不同，将脏腑分为五脏、六腑、奇恒之腑（图4-2）。

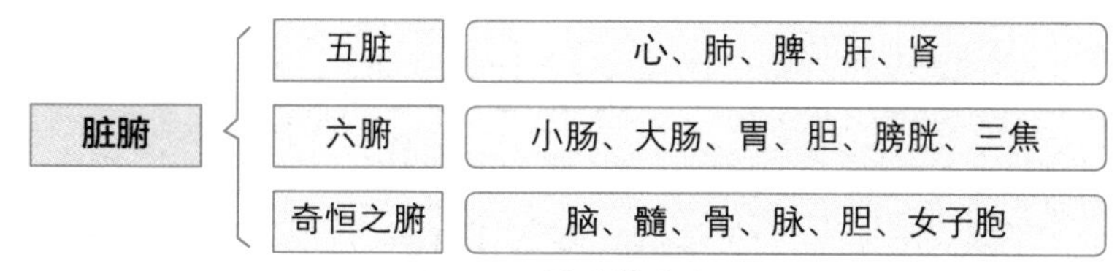


图4-2 脏腑的分类

## 3. 五脏、六腑与奇恒之腑的生理特点

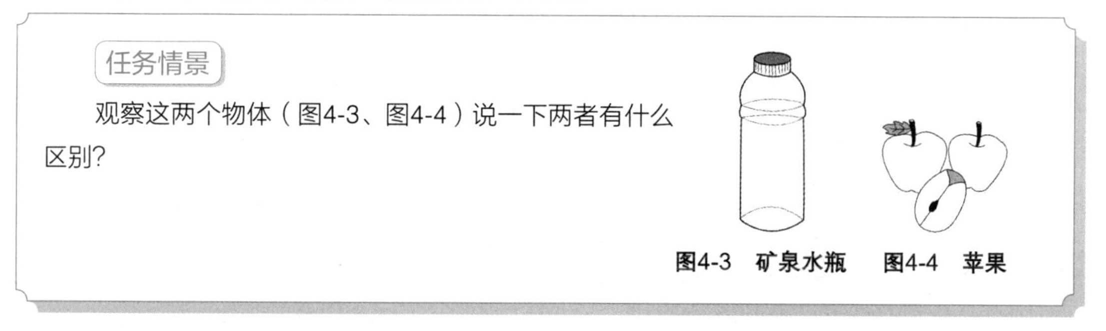

任务情景

观察这两个物体（图4-3、图4-4）说一下两者有什么区别?

图4-3 矿泉水瓶 图4-4 苹果

五脏、六腑、奇恒之腑的鉴别见表4-1

表4-1 五脏、六腑、奇恒之腑的鉴别

| 脏腑 | 形态结构 | 功能特点 |
|---|---|---|
| 五脏 | 实体性脏器 | 藏精气而不泻，满而不能实 |
| 六腑 | 中空有腔性脏器 | 传化物而不藏，实而不能满 |
| 奇恒之腑 | 中空有腔性脏器 | 藏精气而不泻 |

**知识链接**

（1）藏精气而不泻，满而不能实：概括五脏的功能特点是化生和贮藏精气。

（2）传化物而不藏，实而不能满：概括六腑的功能特点是受盛和传化水谷。

**复习与思考**

1. 如何理解藏象的概念？
2. 试述五脏、六腑、奇恒之腑的区别。
3. 如何理解“满而不实”和“实而不满”？

## 任务二 五脏

为方便大家后续熟记五脏生理功能，先将五脏生理功能概括成歌诀，方便大家记忆。

**五脏生理功能歌诀**

心主血脉神志清；
宣发肃降肺不停，
通调水道气百脉；
脾之运化固后天，
升清又能主统血；
疏泄藏血肝之功；
肾藏精气先天本，
主水纳气要记清。

### （一）心（心主血脉神志清）

**任务情景**

心的位置在哪里？心脏和血管之间有什么关系？为什么说心对人体非常重要？如果心脏停止跳动，人会怎么样？按五行归属表，心与自然界、与人体有哪些联系？你能举出一些例子吗？

## 1. 概论

心位于胸中偏左，两肺之间，胸膈上，外有心包膜裹护。心脏是人体最重要的器官，每天不停地跳动，把血液输送到全身。英国医学家威廉·哈维说："太阳是世界的心脏，心脏是人体的太阳。"中国古人则把心比喻成君主之官，认为心是人体生命活动的最高统治者。

## 2. 心的生理功能和病理变化

### （1）主血脉

心具有推动血液在脉管中运行的作用（图4-5，图4-6）。

心、血、脉三者一体，构成一个相对独立的系统，推动血液向全身运行，其中心之阳气的推动和温煦作用是动力和关键。我们可以通过观察人的面色、舌质的颜色，脉搏的跳动情况及胸部感觉反映来判断心的生理功能是否正常。

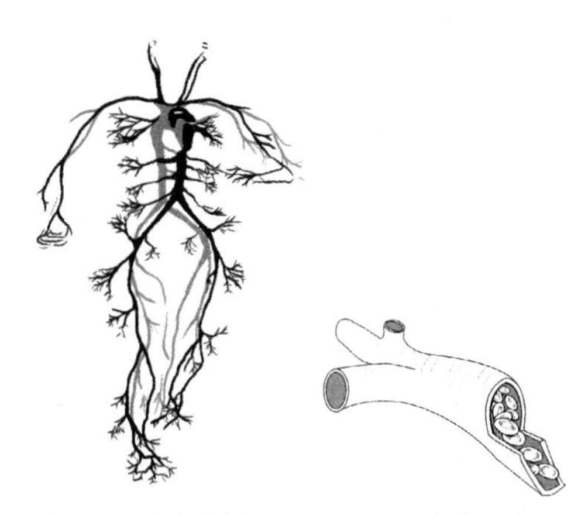

图4-5　全身血管图　　图4-6　血管局部图

心气充沛 { 心血充盈、脉道通利 } 面部红润、有光泽，舌红荣润，脉和缓有力、节律整齐

病理变化：

心气不足
- 心血亏虚 → 面白无华，舌质淡白，脉软无力
- 血行受阻 → 面色晦暗，唇舌青紫有瘀点，脉律不齐，心前区憋闷、刺痛

### （2）主藏神

> **任务情景**
>
> 中医认为，人有三宝，即精、气、神。根据之前所学的知识，说明一下精和气为什么对我们人体如此重要。除此之外，为什么还特别强调神?
>
> ① 什么是神?
>
> ② 神对我们身体会有影响吗?
>
> ③ 应该如何养神?

神
- 广义之神：整个人体生命活动的外在表现（眼神、面色、呼吸、语言、姿态等）
- 狭义之神：人的精神、意识、思维活动

心主神志，又称心藏神、心主神明。心有主管人的精神、意识、思维活动的作用。现代生理学一般认为，人的精神、意识和思维是大脑中枢神经系统对客观事物的反映。但近代有人从马的心脏中，提取出记忆软件——“肽”类物质，从而认为心是记忆软件的发源地。临床上心脏病及心脏移植患者常见神志精神异常，此外心律对外界的刺激相当敏感，均支持心主神志的作用。

血液是神志活动的物质基础。现代医学认为，大脑皮质的活动离不开氧气，供脑组织活动的氧气主要依赖血液中的氧合血红蛋白运输，人的大脑活动离不开血液，和中医学观点相吻合。临床上，心悸、健忘、失眠、多梦等心神不宁症状，用滋养心血的方法治之获效。

心血充足→心神得养→ 精神振奋，神志清晰，思维敏捷，反应灵敏，记忆力强

病理变化：

- 心血不足→心神失养→ 精神不振，思维反应迟钝，善忘，失眠多梦
- 邪扰心神→神无所主→ 心烦不寐，甚则神昏、谵语发狂

### 3. 心的整体系统联系

中医建立了以五脏为中心、内外联系的天人合一的五脏系统，其中心的整体系统联系为：

心
- 在体合脉
- 其华在面
- 开窍于舌
- 在志为喜
- 在液为汗
- 通于夏

### 4. 心包络

心包络，简称心包，是包在心脏外面的包膜，具有保护心脏的作用，有“代心受邪”的说法。如外感热病中出现神昏、谵狂等神志异常的表现，古人多称之为“热入心包”。

**复习与思考**

1. 熟背心的歌诀，并能转化成心的生理功能。
2. 心的整体系统联系有哪些？你能举出一些例子吗？

## （二）肺（宣发肃降肺不停，通调水道气百脉）

任务情景

肺的位置在哪里？你觉得空气中的氧气对人体重要吗？肺和氧气之间有什么关系？为什么说心和肺是一对好兄弟，有福同享，有难同当呢？按五行归属表，肺与自然界、与人体有哪些联系？你能举出一些例子吗？（图4-7）

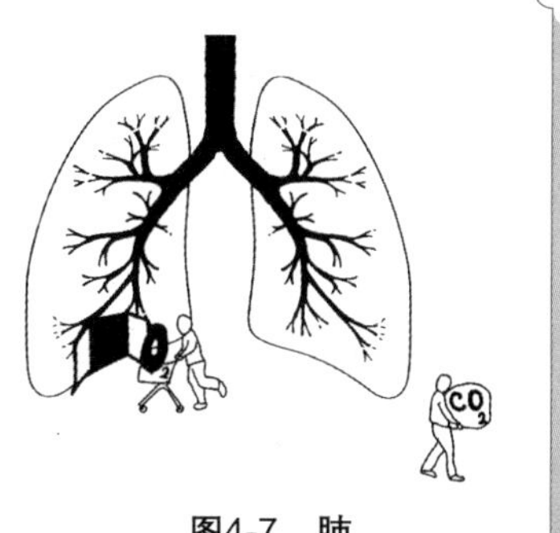


图4-7　肺

### 1. 概论

肺位于胸腔之内，左右各一。肺有分叶，左二右三。肺经气管与喉、鼻相通，故称喉为肺之门户，鼻为肺之外窍。由于肺通鼻窍，外合皮毛，与自然界息息相关，最易受外界邪气而致病，故称“肺为娇脏，不耐寒热”。

### 2. 肺的生理功能和病理变化

#### （1）主宣发肃降

肺的运动形式是双向的，呼气为向外、向上，吸气为向里、向下。

肺宣发——将浊气向外排出
肺肃降——充分吸入自然界之清气

病理变化：

肺失宣发→肺气壅塞→呼吸不畅、胸闷等
肺失肃降→肺气上逆→咳嗽最为多见

#### （2）主气

肺在主呼吸之气的基础上，主一身之气。氧气是人体活动的关键物质，我们人体各脏腑的正常生理活动，小到细胞的正常活动，都需要氧气的参与，因此肺所吸入的氧气通过肺部毛细血管布散到血液里，然后输送到全身，供全身各脏腑利用。

病理变化：肺气不足，除了会引起呼吸系统功能减弱，还会使人的整体代谢下降，引起气虚表现，如气短乏力等。

#### （3）肺朝百脉，辅心行血

全身的血液通过全身血管流经于肺，经过肺的呼吸作用进行氧气和二氧化碳的交换。

病理变化：肺病日久可以影响到心脏功能，而见气喘憋闷、口唇发紫。

（4）通调水道

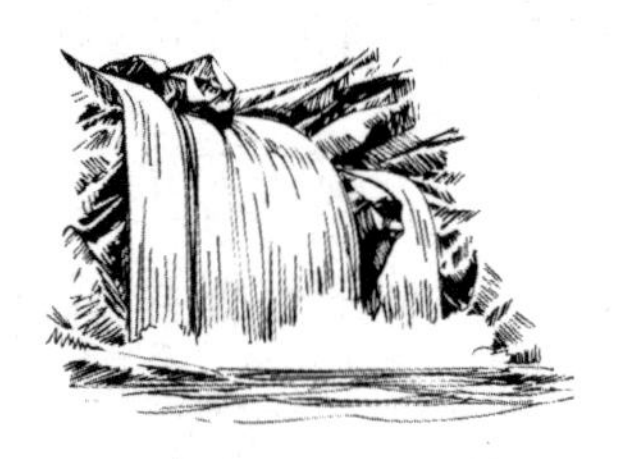

图4-8 瀑布

气行则水行。肺主气，肺的宣发肃降对人体内的水液代谢有着重要的调节作用，又称“肺主行水”。因肺为华盖，位居最高，故称“肺为水之上源”，如瀑布一样（图4-8）。

① 通过肺气宣降将水液向上向外输布，布散全身，外达肌肤官窍，内至脏腑组织。
② 通过肺气宣发，排出汗液，呼出浊气，排出部分水液。
③ 通过肺气肃降，将水液向下输送，布达内脏，归于肾之水液经肾的气化，浊者下注膀胱，为尿液之源；大肠传导正常，从大便排出部分水液。

病理变化：肺宣降失常，通调水道的功能失职，则导致水液不布和排泄障碍，从而引起水液停聚，产生痰饮、水肿、小便不利、癃闭。

**拓展阅读**

提壶揭盖（图4-9）

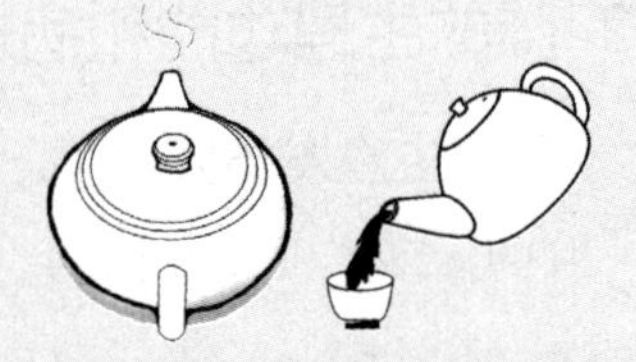

图4-9 提壶揭盖

水壶的壶盖上有个小孔，如果小孔被塞住，则壶内的水就倒不出来了，这时把壶盖打开，就可水流如注了。中医学认为，在人体内肺的位置最高，就好像一个盖子，所以又称肺为“华盖”。上面的盖子塞紧了，上下气机不调畅，下面的水液也就出不了体外，从而形成水肿、小便不利，甚至大便闭塞之症（图4-9）。这种情况下只要宣通肺气，肺气肃降，气机通畅，就能使水液通利、二便通顺。张志聪，字隐庵，钱塘（今浙江杭州）人，出身医学世家，学医行医数十年，穷研医理，医术高明，医学博洽，是清代名医。某日有位水肿且小便不通的患者请诊。这个患者在此之前已看过不少其他医生，大多使用八正散等利小便的方药，反而越治小便越不通，水肿也越来越严重了。张志聪以防风、紫苏叶、杏仁各药等分为剂，水煎后温服，使患者出汗，小便即通，水肿全消。防风、紫苏叶、杏仁是宣通肺气的药，肺气一宣畅，水道通调，小便自然就通了，水肿也就消了。

## 3. 肺的整体系统联系

中医建立了以五脏为中心、内外联系的天人合一的五脏系统，其中肺的整体系统联系为：

肺：
- 在体合皮
- 其华在毛
- 开窍于鼻
- 在志为悲
- 在液为涕
- 通于秋

**复习与思考**

1. 熟背肺的歌诀，并能转化成肺的生理功能。
2. 肺的整体系统联系有哪些？你能举出一些例子吗？

## （三）脾（脾之运化固后天，升清又能主统血）

**任务情景**

你觉得饮食对人体重要吗？食物是怎么通过脾变成人体可以直接利用的精微物质的？

### 1. 概论

中医所说的“脾”，并不等于现代解剖学中的脾，在某种意义上说，中医的脾包括了整个消化系统及其功能，甚至和循环系统、内分泌系统、神经系统有密切联系。脾为后天之本，气血生化之源。

### 2. 脾的生理功能和病理变化

#### （1）主运化

脾主运化是指脾对食物进行消化吸收，并将营养物质输送到全身，包括对食物的消化、精微物质的吸收和输布三个环节。

脾主运化
- 运化水谷（食物）：脾对食物消化、吸收并转输水谷精微物质，化生气血，充养先天之精，促进生长发育和脏腑功能活动
- 运化水液：脾有吸收并输布水液，以防止水液在体内停滞的作用（图4-10）

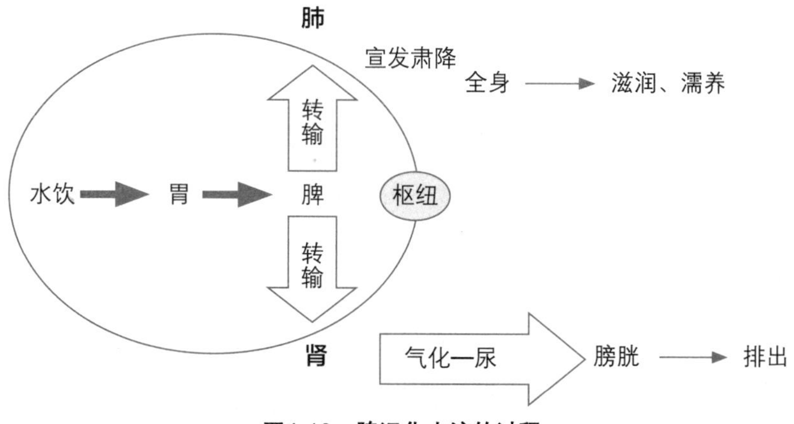


图4-10 脾运化水液的过程

病理变化：

脾失健运
- 消化、吸收水谷精微障碍→气血化源不足→气血亏虚→消瘦、倦怠、乏力、腹胀、便溏、纳少（图4-11）
- 水液输布障碍→水液内停→痰湿（图4-12）

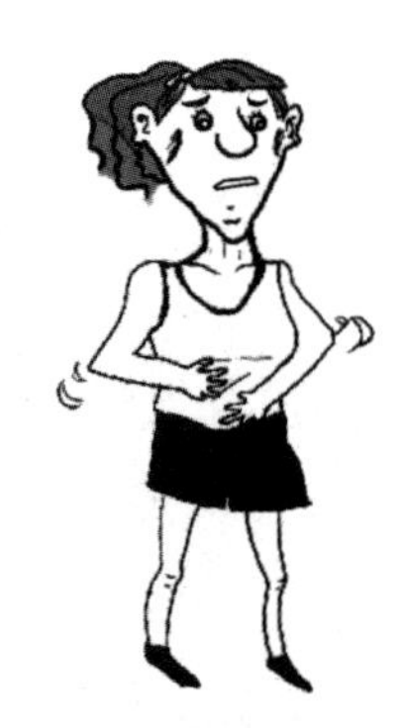

图4-11 脾失健运所致的气血亏虚

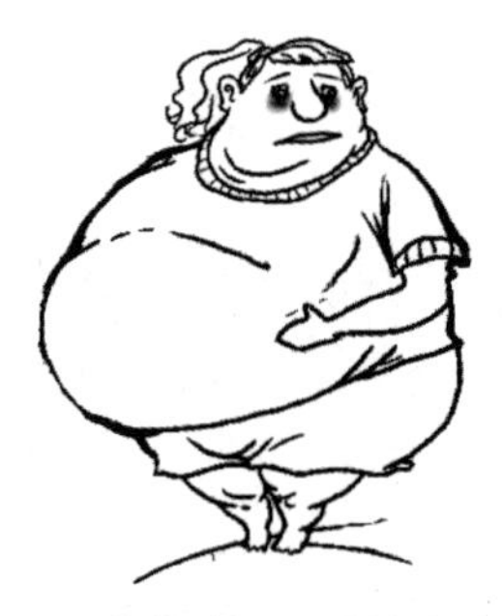

图4-12 脾失健运所致的水液内停

（2）升清

脾能吸收水谷精微，并上输于心肺、头目，通过心肺的作用化生气血，以营养全身。

- 升
  - 上升——脾气的运动特点
  - 升托——升托内脏
- 清——水谷精微

① 将水谷精微上输于心肺、头目。

- 升水谷精微于心肺，化生气血营养全身
- 升清气于头面——头目清爽
- 升津液于口为涎——润泽口腔

② 托内脏——维持腹腔内脏位置恒定，防止内脏下垂。

病理变化：

脾失健运
- 脾不升清，清气不足→头晕目眩，耳鸣乏力，腹胀腹泻
- 脾气下陷，中气下陷→久泻脱肛，腹坠便频，内脏下垂

**知识链接**

《脾胃论》：“上气不足，脑为之不满，耳为之苦鸣，头为之苦倾，目为之眩，……皆由脾胃气虚，气不上行之所致也。”

（3）主统血

脾有统摄血液在脉内运行，防止其逸出脉外的功能。

现代医学认为，脾有免疫性防御功能，因而对出血性疾病，特别是免疫性出血性疾病，如特发性血小板减少性紫癜，有良好的作用。脾气健运，则气能摄血，气血充盈。

病理变化：

脾失统摄→气血亏虚→气不摄血→各种血证

> 脾不统血的血证的临床特点：
> ① 出血量少、色淡、持续时间长；
> ② 多见下部出血，如尿血、便血、月经淋漓不尽；
> ③ 多伴有疲乏无力、纳呆腹胀等脾胃虚弱的临床表现。

### 3. 脾的整体系统联系

中医建立了以五脏为中心、内外联系的天人合一的五脏系统，其中脾的整体系统联系为：

脾
- 在体合肉
- 其华在唇
- 开窍于口
- 在志为思
- 在液为涎
- 通于长夏

**复习与思考**

1. 熟背脾的歌诀，并能转化成脾的生理功能。
2. 脾的整体系统联系有哪些？你能举出一些例子吗？

## （四）肝（疏泄藏血肝之功）

### 1. 概论

肝脏位于腹腔之中，横膈之下，右肋之内（图4-13）。

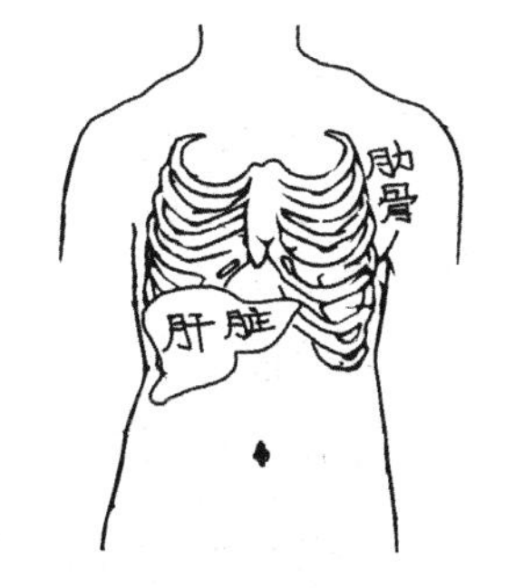

图4-13　肝脏的位置

### 2. 肝的生理功能和病理变化

#### （1）主疏泄

肝具有疏通宣畅全身气机的作用，使全身气机保持畅达，并进一步促进血液和津液的运行输布，促进胆汁分泌和排泄，进而促进脾胃运化，调畅情志。

肝主疏泄
- 调畅气机
- 调畅精神情志
- 促进食物消化
- 促进血液运行和津液输布
- 调节男子排精和女子排卵行经

病理变化：

肝失疏泄
- 肝气不畅
  - ① 肝气郁结：闷闷不乐，胸胁、乳房、少腹胀痛
  - ② 肝气上逆：急躁易怒，头痛，面红目赤
- 情志失调→情志抑郁，多疑善虑，闷闷不乐，善太息，情绪激动
- 食物消化吸收失常
  - ① 胆汁分泌排泄失常：胁胀痛，口苦，厌油腻，食欲不振
  - ② 肝气犯胃，胃失和降：脘腹胀满，呃逆嗳气
  - ③ 肝气乘脾，脾不升清：眩晕，飧泄
- 血液运行和津液输布失常
  - ① 气机郁滞，血行不畅：瘀血，有形积块
  - ② 气机郁滞，水津不布：水肿，臌胀
  - ③ 气机逆乱，血随气逆：吐血，咯血
- 冲任失调
  - ① 疏泄不及：阳痿，经行不畅，经闭
  - ② 疏泄太过：性欲亢进，崩漏，月经先期，月经量多

（2）藏血

肝的血供非常丰富，据生理测定，整个肝脏系统可存贮全身血容量的55%，休息时还可增加25%，因其贮藏血液，故能防止出血和调节血量。

① 贮藏血液——濡养肝体，制约肝阳。

病理变化：

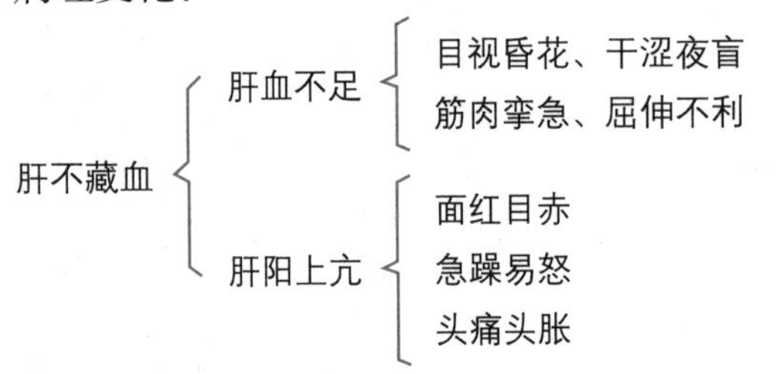


② 防止出血——血归藏于肝，防止出血。

病理变化：

肝不藏血→各种血证，肌衄、齿衄、吐血、咯血、月经过多等。

## 3. 肝的整体系统联系

中医建立了以五脏为中心、内外联系的天人合一的五脏系统，其中肝的整体系统联系为：

肝
- 在体合筋
- 其华在爪
- 开窍于目
- 在志为怒
- 在液为泪
- 通于春

**复习与思考**

1. 熟背肝的歌诀，并能转化成肝的生理功能。
2. 肝的整体系统联系有哪些？你能举出一些例子吗？
3. 心主血脉、脾主统血、肝主藏血三者如何区分？

## （五）肾（肾藏精气先天本，主水纳气要记清）

### 1. 概论

肾位于腹腔后壁，脊柱两侧，左右各一（图4-14）。

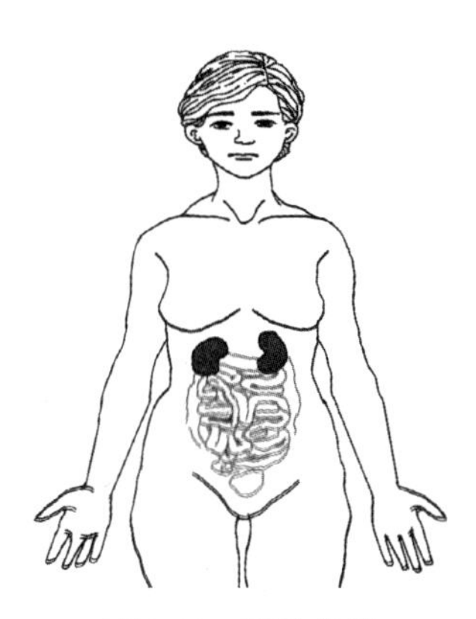

图4-14 肾的位置

### 2. 肾的生理功能和病理变化

#### （1）藏精，主生长、发育、生殖

肾对于精气具有闭藏作用。肾闭藏精气，主要是为精气在体内充分发挥其应有效应创造良好条件，不使精气无故流失，从而影响机体的生长、发育和生殖能力。

**知识链接**

《素问·上古天真论》中有关论述，形象科学地记载了人体生、长、壮、老，以及机体齿、发、骨的生长情况，与肾中精气盛衰的密切关系。

发育期 { 女子：七~二七；男子：八~二八 } 肾气盛（实）——齿更发长，天癸至 { 月事以时下；精气溢泻 } 阴阳和，有子

↓

壮盛期 { 女子：三七~四七；男子：三八~四八 } 肾气平均——真牙生，发长极，筋骨坚，体壮实

↓

衰老期 { 女子：五七~七七；男子：五八~八八 } 肾气衰 { 面焦齿槁、发堕白；筋不能动，形坏，天癸竭 } { 地道不通；精少 } 无子

病理变化：

肾中精气不足 {
小儿：生长发育不良（五迟：立迟、行迟、发迟、齿迟、语迟）、智力低下
成人：早衰，头晕耳鸣，腰膝酸软，男子滑精早泄、阳痿精少不育，女子经少不孕
}

#### （2）主水

肾主水液，主要是指肾中精气的气化功能，对于体内津液的输布和排泄、维持体内津液代谢的平衡起着极为重要的调节作用。肾对尿液排泄的调节作用见图4-15。

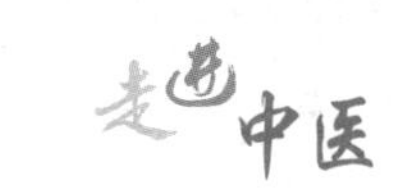


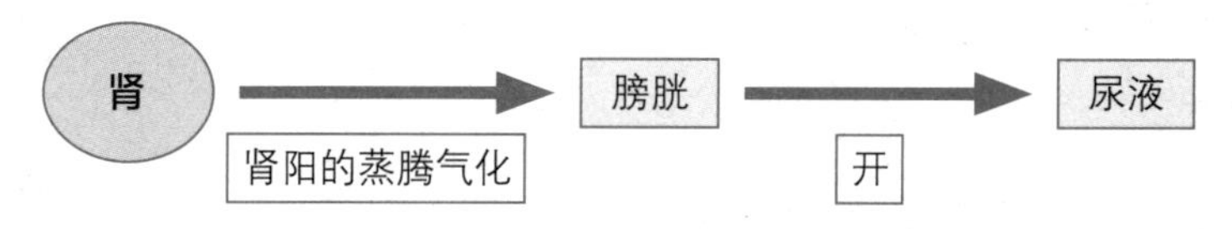


图4-15　肾对尿液排泄的调节作用

病理变化：

肾中精气虚衰→肾阳、肾气亏虚→气化失常

开合失司：
- 开多合少→肾气不能固摄→小便清长，甚至遗尿、尿失禁
- 合多开少→肾阳不能推动→小便不利，甚至尿闭、水肿

#### （3）肾主纳气

肾有摄纳肺所吸入之清气归根于肾，防止呼吸表浅的作用，以保证体内外气体正常交换，故有“肾为气之根”之说。

病理变化：

肾气亏虚→摄纳无权→呼吸表浅，或呼多吸少、动辄气喘。

### 3. 肾的整体系统联系

中医建立了以五脏为中心、内外联系的天人合一的五脏系统，其中肾的整体系统联系为：

肾：
- 在体合骨，生髓
- 其华在发
- 开窍于耳及二阴
- 在志为惊恐
- 在液为唾
- 通于冬

#### 复习与思考

1. 熟背肾的歌诀，并能转化成肾的生理功能。
2. 肾的整体系统联系有哪些？你能举出一些例子吗？

## 任务三　六腑

**任务情景**

人类都热爱美食，你知道我们吃进的美食，经过哪些内脏？以及经过了哪些变化吗？

### 1. 胆、胃、小肠、大肠、膀胱

胆、胃、小肠、大肠、膀胱及其各自的生理功能和病理变化见表4-2。

表4-2 胆、胃、小肠、大肠、膀胱及其各自的生理功能和病理变化

| 六腑 | 形态图 | 生理功能 | 病理变化 |
|---|---|---|---|
| 胆 | 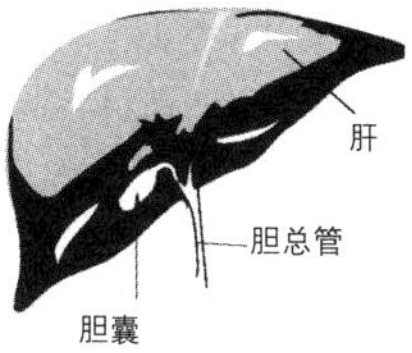 | ① 贮藏和排泄胆汁。促进食物的消化 | 胆汁分泌受阻，出现食欲不振；胆汁外溢，出现黄疸；胆汁上溢，出现口苦 |
| | | ② 主决断。胆在精神意识思维活动中，具有判断事物，做出决定的作用 | 胆气虚弱，则易惊善恐、胆怯怕事、失眠多梦 |
| 胃 | 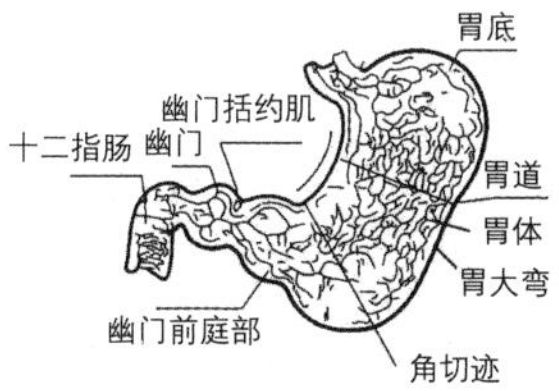 | ① 胃主受纳，腐熟水谷。<br>受纳，即胃能接受由口腔经食道下传的食物；<br>腐熟，即食物经胃的初步消化变成食糜状态 | 纳少、胃脘饱胀、厌食、呕吐、嗳腐、矢臭 |
| | | ②主通降。胃有将食糜下输至小肠、大肠，并促使糟粕排泄的作用。胃宜降则和 | 胃失和降→胃气上逆→恶心、呃逆、嗳气、呕吐、腹胀等 |
| 小肠 | 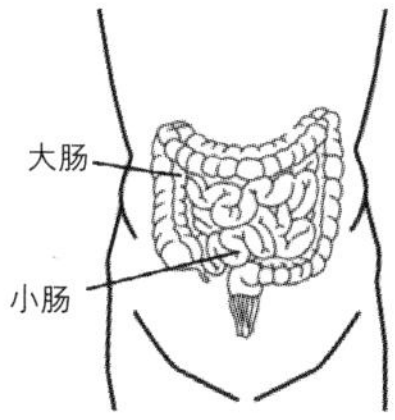 | ①受盛化物。小肠具有在接受由胃下传的食糜，使之停留一定时间，以利于进一步消化的作用 | 小肠功能正常：消化、吸收功能良好→小便通利；水液、糟粕各走其道→大便通畅<br>小肠功能失常→便溏、腹泻、腹胀、腹痛、呕吐、小便短少 |
| | | ②泌别清浊。分清是指对食物中的精微和津液的吸收；别浊是指将消化后的食物残渣下输大肠 | |
| 大肠 | 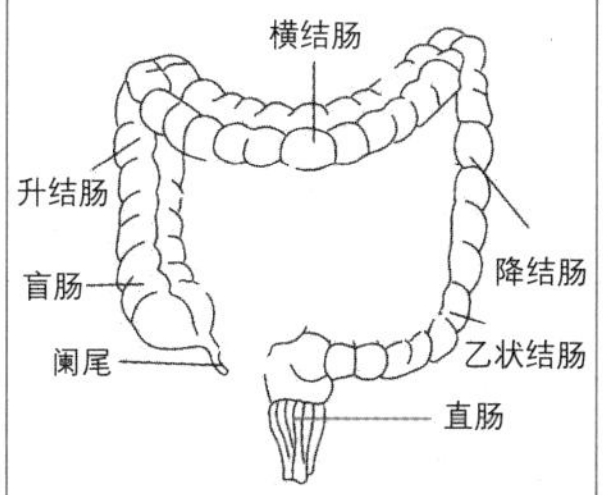 | 主传化糟粕。接受小肠传下的食物残渣，再吸收其多余水分，形成粪便 | 排便异常 |
| 膀胱 | 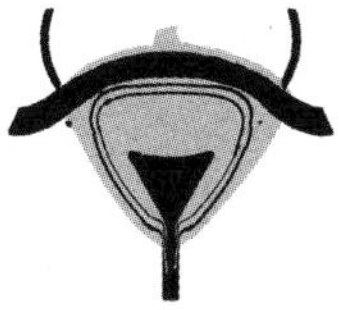 | 贮存和排泄尿液 | 遗尿、尿失禁、尿少、小便不利 |

## 2. 三焦

### （1）六腑之三焦

三焦是中医特有的概念，也是具有争议较多的概念。三焦，为六腑之一，有名而无形。“焦”有热之意，可理解为活力、力量。三焦是人体由百会穴直透会阴穴的中央通道，像藏传密宗佛教中所说的“中脉”，中脉被藏传密宗称为“命脉”“大道脉”。

生理功能：

- 主持诸气，总司全身的气机和气化
  - 三焦是气机升降出入的通道
  - 三焦通行元气

  元气由肾中精气化生，是气化活动的动力源泉，以三焦为通道，布散全身。
- 运行水液——三焦具有疏通水道、运行水液的作用，是全身水液升降出入的通道

病理变化：

- 三焦失调
  - 气机不畅——脏腑气机不畅、功能失调（主要为肺、肝、胃、大肠、小肠、膀胱）
  - 水液失调——水湿内停，酿生痰、饮、水、湿

### （2）部位之三焦

就部位而言，三焦分上焦、中焦、下焦。上焦指胸膈以上部位；中焦指膈下、脐以上部位；下焦指脐以下部位（图4-16）。

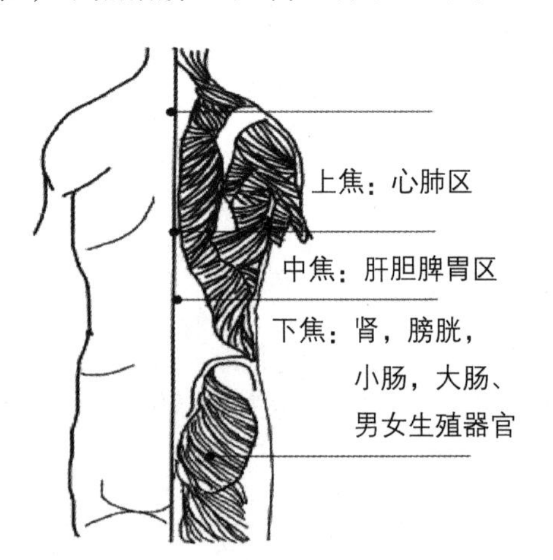


**上焦如雾：**形容上焦具有宣发布散水谷精微、通达营卫的功能，犹如自然界之雾露，以营养全身脏腑组织。

**中焦如沤：**形容中焦具有腐熟运化水谷的功能，犹如以水沤物的状态。

**下焦如渎：**形容下焦具有分清别浊、排泄二便的功能，犹如疏通的水道，向下向外，畅通无阻的状态。

**图4-16　三焦分区**

拓展阅读

背部三焦目测法（表4-3）

**表4-3 背部三焦目测法具体内容**

| 三焦 | 功能解说 | 目测 |
|---|---|---|
| 上焦 | 心肺区，主管人体吐故纳新、心脏功能。上焦区病变常有咳喘、肺功能下降，心悸、心脏病，头痛、失眠、多梦等 | 大椎突起，肤色暗沉，肌肉僵硬，有皮疹或粉刺等 |
| 中焦 | 以肝、胆、脾、胃为主，具有解毒、清热、助消化吸收的功能。中焦区病变常有消化系统疾病、黄褐斑、痤疮、过敏等 | 肌肉僵硬紧绷，毛孔扩张，肤色偏白或暗沉 |
| 下焦 | 主管肾，男、女生殖器等。下焦区病变常有妇科疾病、子宫肌瘤、囊肿、阳痿、早泄、水肿、面浮肿、黑眼圈等 | 肤色黑暗，局部肌肉僵硬 |

复习与思考

1. 简述六腑的生理功能和病理变化。
2. 三焦按部分可以分为哪些？每一部分的特性如何？

# 任务四 奇恒之腑

任务情景

你还记得奇恒之腑有哪些吗？奇恒之腑与五脏六腑在形态和功能上怎么区分？

奇恒之腑，是脑、髓、骨、脉、胆、女子胞。因髓、骨、脉、胆在前面章节已有述及，本节只详细介绍脑和女子胞（表4-4）。

**表4-4 脑和女子胞的生理功能**

| 奇恒之腑 | 形态 | 生理功能 |
|---|---|---|
| 脑 |  | ①主宰人体生命活动。<br>②脑与精神思维活动有关。脑髓充盈，则精神饱满、反应敏锐。<br>③脑主管感觉运动功能——脑与人的视、听、嗅及肢体的运动功能有关 |
| 女子胞 |  | ①发生月经。<br>②孕育胎儿 |

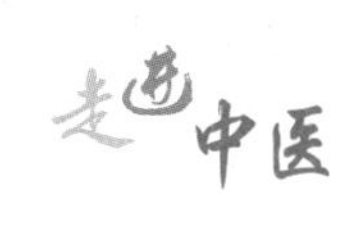


## 拓展阅读

脑与五脏的关系

脑由精髓汇聚而成，受脏腑精气而充盛，与五脏六腑皆相关，尤其与心、肝、肾三脏关系最为密切。

① 肾：肾藏精，精生髓，脑为髓海。

② 肝：肝主疏泄，调节精神情志活动。

③ 心：心主神志，心脑相系。

## 复习与思考

1. 脑的生理功能有哪些?

2. 女子胞的生理功能有哪些?

# 第五章 中医生理学基础——经络学说

**教学要求**

1. 掌握经络的基本概念及经络系统的组成。
2. 熟悉十二经脉的走向交接规律、分布规律、流注次序和大体循行路线。
3. 了解奇经八脉的概念和主要生理功能，督脉、任脉、冲脉、带脉的循行概况及基本功能。

# 任务一 人体的道路交通网——经络系统

任务情景

经络好比人体的公路网（图5-1）。为了更好地了解经络，我们先来想一想为什么中国有句话“要想富，先修路”？另外，仔细观察公路网的图片，你来说一说公路网图有什么特点?

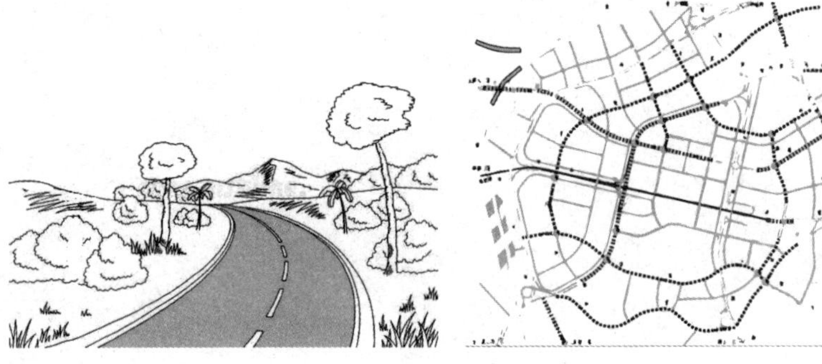

图5-1　公路网

## 1. 经络的基本概念

经络是经脉和络脉的总称，是运行全身气血、联络脏腑形体官窍、沟通上下内外、感应传导信息的通路系统，是人体结构的重要组成部分。把经络比作公路网是为了更好理解经络的作用和组成。因为经络看不见、摸不着，所以把经络比作飞机的航道更为贴切（图5-2）。

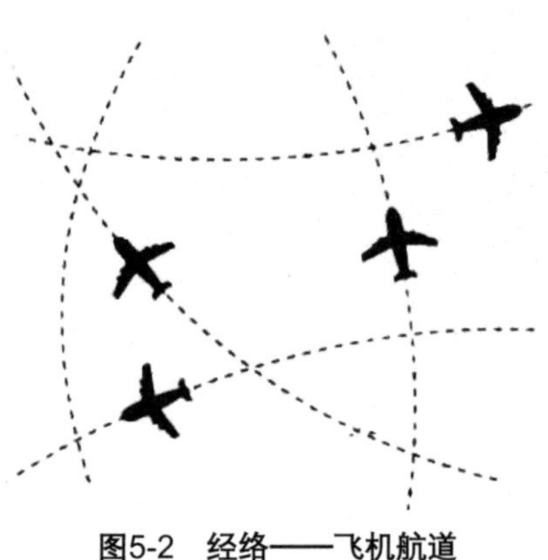

图5-2　经络——飞机航道

## 2. 经络系统的组成

经络相当于我们人体内看不到的公路网。道路有主干、支干，还有道路上的护栏、种植的花草植被等。同样的，我们的经络也可以细分为：

- **经脉**（包括十二正经、十二经别、奇经八脉）——经络系统的**主干**，多循行于人体的深部，有固定的循行部位，多为纵行
- **络脉**（包括十五别络、浮络、孙络）——经络系统的**分支，经脉别出的分支。**较经脉细小，可循行于浅表部位，纵横交叉，分布全身，无处不至
- **连属组织**——对内连属各个脏腑，对外连于经筋、皮部

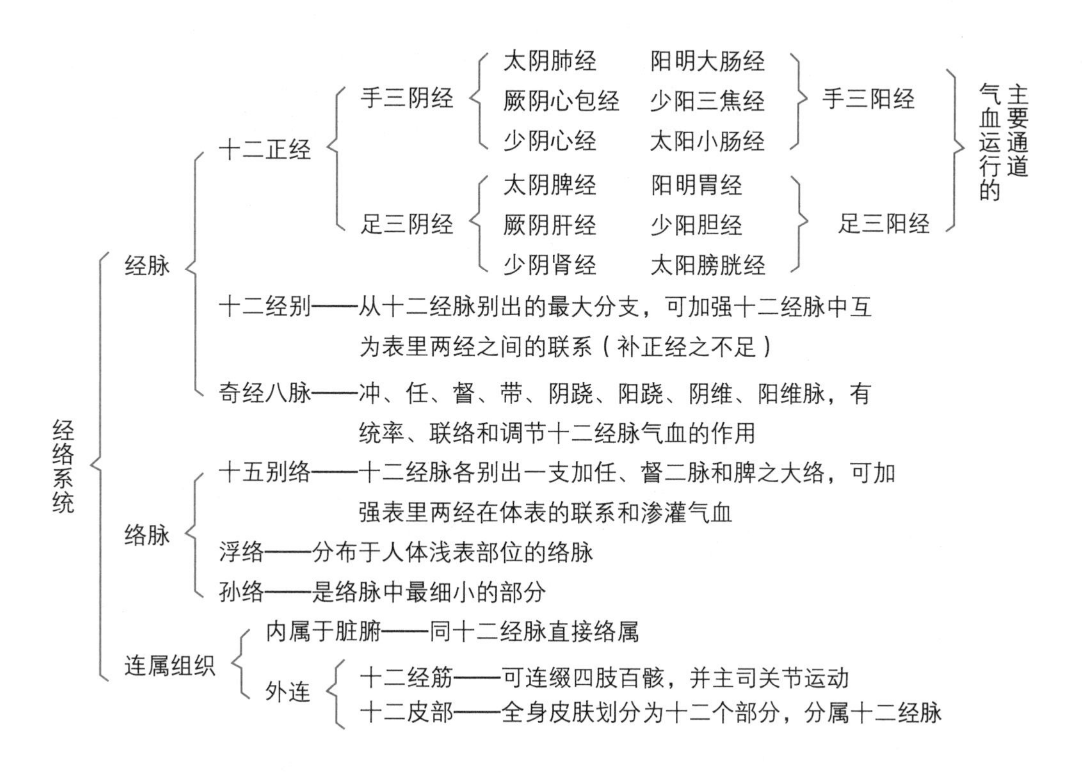


别络、孙络、浮络的分布见图5-3。

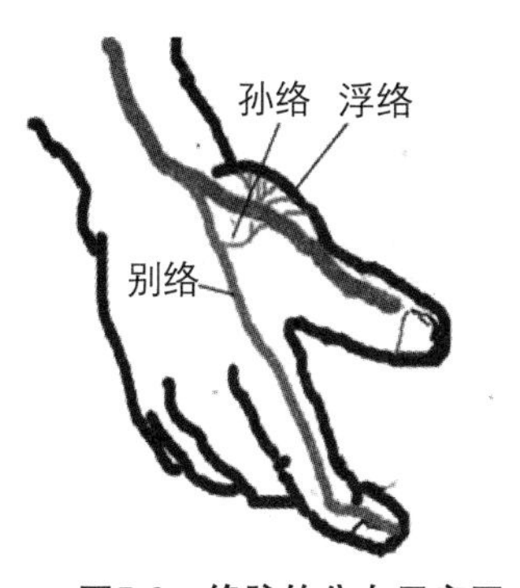


图5-3 络脉的分布示意图

**复习与思考**

1. 什么是经络？经络有什么作用？
2. 经络系统的组成有哪些？

# 任务二 人体的主干道——十二正经、奇经八脉

## 1. 十二正经的概念

十二正经，又称十二经脉，为手、足三阴经和手、足三阳经的总称，是经络系统的主体。其命名根据其阴阳属性、所属脏腑、循行部位（手/足）综合而定。十二正经的名称及循行部位见表5-1。

**表5-1　十二正经的名称及循行部位**

| 阴经（属脏） | 阳经（属腑） | 循行部位（阴经行内侧，阳经行外侧） | |
|---|---|---|---|
| 手太阴肺经 | 手阳明大肠经 | 上肢 | 前缘 |
| 手少阴心经 | 手太阳小肠经 | | 后缘 |
| 手厥阴心包经 | 手少阳三焦经 | | 中线 |
| 足太阴脾经 | 足阳明胃经 | 下肢 | 前缘 |
| 足少阴肾经 | 足太阳膀胱经 | | 后缘 |
| 足厥阴肝经 | 足少阳胆经 | | 中线 |

## 2. 十二正经的走向和交接

手三阴经均从胸部走向手指末端，与手三阳经相交；手三阳经皆起于手指末端，上行于头面部，与足三阳经相交；足三阳经从头面部下行至足趾末端，与足三阴经相交；足三阴经从足趾走向腹腔、胸腔，与手三阴经相交。这样就构成了一个“阴阳相贯，如环无端”的循环路径（图5-4）。

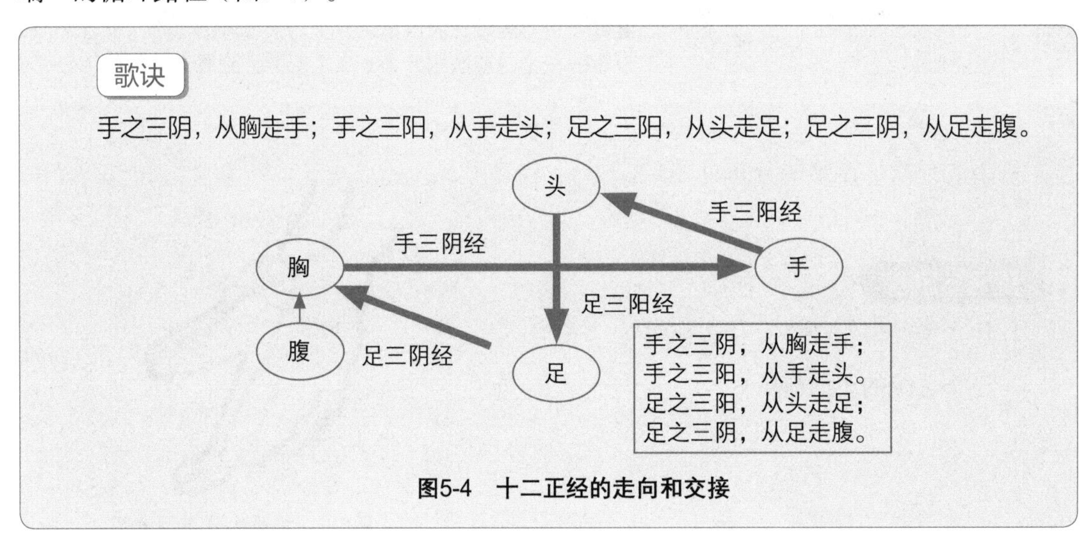


**图5-4　十二正经的走向和交接**

## 3. 十二正经的流注次序

十二经脉中的气血运行是循环贯注的，即以手太阴肺经开始，依次传至足厥阴肝经，复传于手太阴肺经，首尾相贯，周流不息。其具体流注次序是：手太阴肺经→手阳明大肠经→足阳明胃经→足太阴脾经→手少阴心经→手太阳小肠经→足太阳膀胱经→足少阴肾经→手厥阴心包经→手少阳三焦经→足少阳胆经→足厥阴肝经→手太阴肺经。

歌诀

十二经脉流注次序歌：

肺经大肠胃，脾心小肠会，膀胱肾心包，三焦胆肝回。

## 4. 子午流注

“子午流注”是中医圣贤发现的一种规律，由于时辰在变，因而不同的经脉中的气血在不同的时辰也有盛有衰，即每日的12个时辰对应人体12条经脉（图5-5）。现代医学说的时间节律也与之有相通之处。

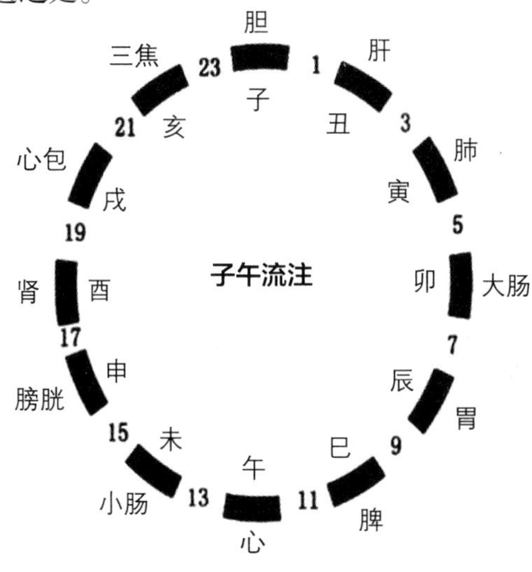


图5-5 子午流注

## 5. 十二正经分论

> 任务情景
>
> 记忆十二正经的走向、体内联系和主治病症时，要充分结合藏象学说的内容。

### （1）手太阴肺经

① 走向：起于中焦，下络大肠，还循胃口，通过膈肌，横行至胸部外上方出腋下，沿上肢内侧前缘下行，直出拇指桡侧端（图5-6）。

② 主治病症：

| 呼吸系统疾病 | 各种急、慢性气管炎，支气管炎，咳嗽，哮喘等 |
|---|---|
| 五官病 | 急、慢性扁桃腺炎，急、慢性咽炎，鼻炎，反复感冒，流鼻血 |
| 皮肤问题及损美性问题 | 肺气虚导致的皮肤㿠白、干燥缺水；肺阴虚导致的皮肤、口鼻干燥，小细纹等；肺热壅盛导致的痤疮 |
| 其他 | 肺经经过之处的肌肉关节疼痛疾病 |

③ 子午流注：寅时（3～5点）。

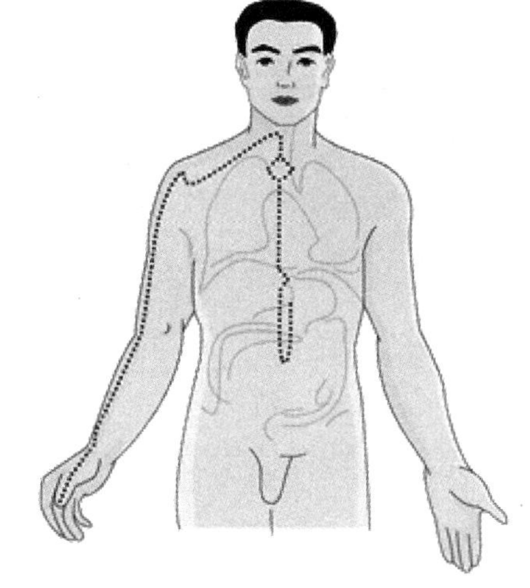

图5-6 手太阴肺经走向

### （2）手阳明大肠经

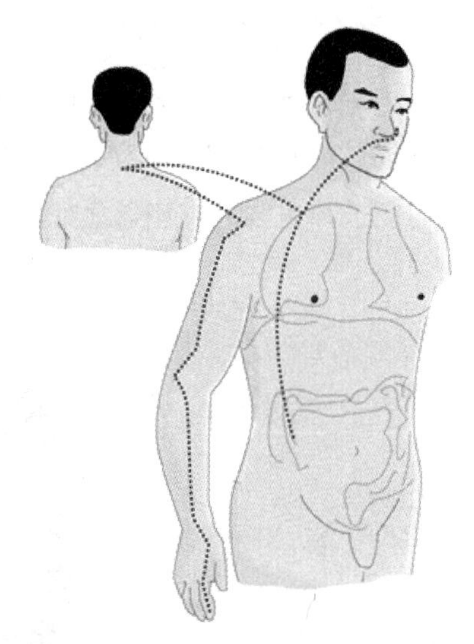
图5-7　手阳明大肠经走向

① 走向：起于食指桡侧端，经过手背行于上肢（外侧）前缘，上肩，向后到第7颈椎棘突下，再向前下行入缺盆（锁骨上窝），进入胸腔，向下通过膈肌下行至大肠（图5-7）。

② 主治病症：

|  |  |
| --- | --- |
| 胃肠病 | 便秘、腹泻、下血、脱肛等 |
| 头面疾病 | 头痛、鼻炎、牙痛、睑腺炎、角膜炎、面神经炎 |
| 皮肤问题及损美性问题 | 与便秘有关的粉刺、毛囊炎、酒渣鼻、口臭、肥胖、色斑、皮肤粗糙，荨麻疹、皮肤瘙痒等，长期腹泻导致的消瘦、乏力、面色苍白等 |
| 其他 | 颈椎病、大肠经经过之处的肌肉关节疼痛疾病 |

③ 子午流注：卯时（5～7点）。

### （3）足阳明胃经

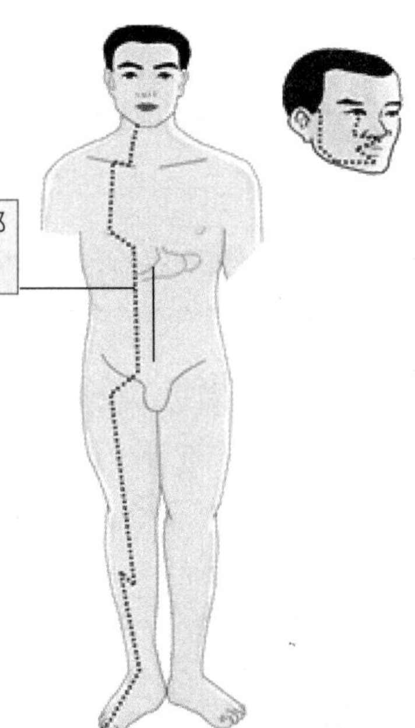

图5-8　足阳明胃经走向

① 走向：起于鼻翼旁，沿鼻根、前额、胸部乳中线、腹部旁开2寸处沿下肢前外侧下行（图5-8）。

② 主治病症：

|  |  |
| --- | --- |
| 消化系统疾病 | 胃胀、胃痛、胃灼热、胃下垂、胃炎、胃及十二指肠溃疡、便秘、泄泻、痢疾、胃肠蠕动功能过缓 |
| 头面疾病 | 头痛、眼病、牙痛、面神经麻痹 |
| 皮肤问题及损美性问题 | 胃热引起的食欲亢进、消瘦或肥胖、面部毛细血管扩张、皮肤油腻粗糙、粉刺、扁平疣、酒渣鼻、口臭、唇炎、便秘；湿热蕴结导致的头面部皮脂溢出、脱发 |
| 其他 | 中风偏瘫后遗症、肌肉萎缩，乳腺病 |

③ 子午流注：辰时（7～9点）。

---

❶ 1寸≈3.33cm。

**小贴士**

足阳明胃经是多气多血之经，该经的调理对养生美容都有很好的效果。

### （4）足太阴脾经

① 走向：起于足大趾内侧端，沿内侧赤白肉际上行过内踝的前缘，沿小腿内侧正中线上行，至内踝尖上8寸处，交出足厥阴肝经之前，上行沿大腿内侧前缘，进入腹中，上膈肌，入食道（图5-9）。

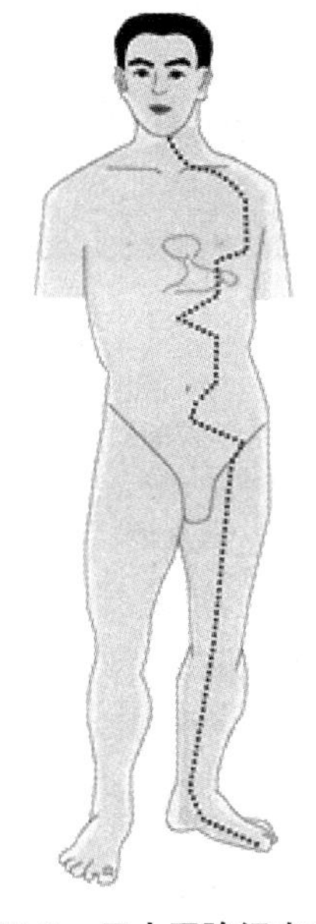

图5-9 足太阴脾经走向

② 主治病症：

| | |
|---|---|
| 消化系统疾病 | 胃胀、胃痛、胃下垂、胃炎、胃及十二指肠溃疡、便秘、泄泻、痢疾、胃肠蠕动功能过缓 |
| 妇科病 | 痛经、月经不调、妇科炎症 |
| 皮肤问题及损美性问题 | 肌肉松弛、口唇色淡、水肿、粉刺、面色萎黄、皮肤粗糙、神疲乏力、神昏嗜睡、毛发稀疏；肥胖和消瘦 |
| 其他 | 糖尿病 |

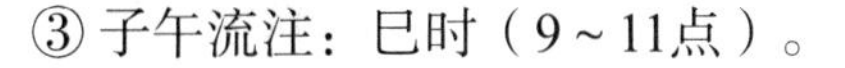

③ 子午流注：巳时（9～11点）。

### （5）手少阴心经

① 走向：起于心中，走出后属心系，向下穿过膈肌，络小肠，行于手臂尺侧（图5-10）。

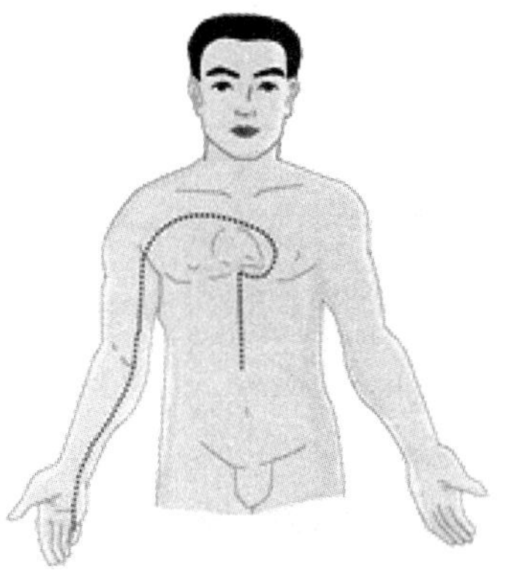

图5-10 手少阴心经走向

② 主治病症：

| | |
|---|---|
| 心血管疾病 | 冠心病、心肌缺血、心律失常 |
| 神志异常 | 失眠、健忘、神经衰弱 |
| 皮肤问题及损美性问题 | 心经实热、虚热引起的痤疮、皮肤油腻或干燥等；心血不足引起的形神失养、面色不华等 |
| 其他 | 经脉所过处的肌肉疼痛 |

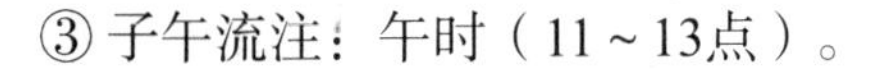

③ 子午流注：午时（11～13点）。

**小贴士**

午时是一天当中最重要的一个时辰，这一时段要进行两项最重要的生命活动，吃午饭和睡午觉。饮食以养形（形体），睡眠以养神（心神），形神皆安。

### （6）手太阳小肠经

① 走向：起于小指外侧，沿上肢外侧后缘，绕肩胛，交肩上行于颈部、面颊、眼周（图5-11）。

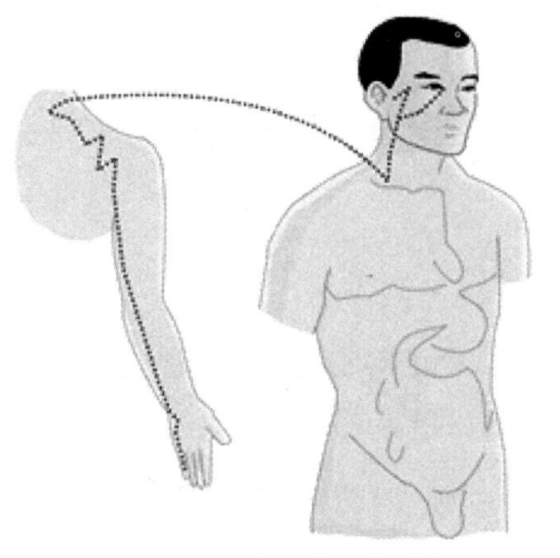

图5-11　手太阳小肠经走向

② 主治病症：

| 五官病 | 中耳炎、眼痛、头痛 |
| --- | --- |
| 神志异常 | 神经衰弱、烦躁、失眠等神志病 |
| 其他 | 失眠、落枕、肩痛、腰扭伤、颈椎病（经络所过之处） |

③ 子午流注：未时（13～15点）。

**小贴士**

肩困头晕耳不聪，可从小肠经调理。小肠经的阀门“后溪穴”最大的功用就是疏经通络、活血止痛，关节酸痛、身体沉重对它来说都是“小菜一碟”；直通“阳气之海”——督脉，还与身体的多条经脉有联系，不仅具有疏经活血的作用，还具有提升阳气的作用。

### （7）足太阳膀胱经

① 走向：起于目内眦，沿额、顶、枕、项和背、腰中线旁1.5寸及3寸下行至下肢后外侧，于足小趾与足少阴肾经相接（图5-12）。

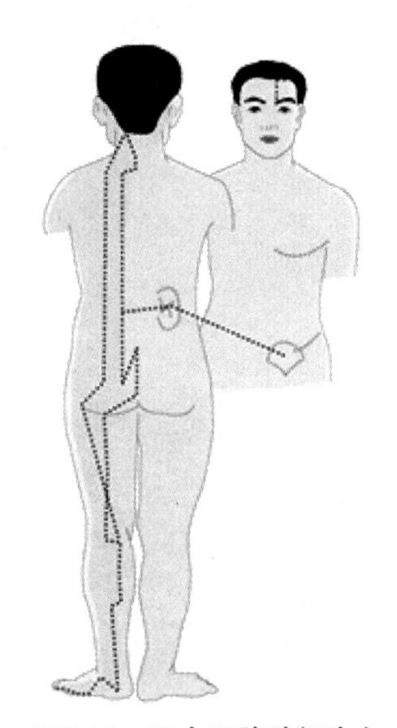

图5-12　足太阳膀胱经走向

② 主治病症：

| 呼吸系统 | 感冒、发热、哮喘、肺炎 |
| --- | --- |
| 消化系统 | 消化不良、腹痛、痢疾、胃下垂、肝炎、胆囊炎 |
| 泌尿生殖系统 | 前列腺炎、膀胱炎、肾炎、睾丸炎、阳痿；月经不调、痛经、盆腔炎、附件炎、宫颈糜烂 |
| 其他 | 失眠、关节炎、中风后遗症、腰背痛 |

③ 子午流注：申时（15～17点）。

**小贴士**

膀胱经是人体最大的排毒通道。膀胱经上有背俞穴。“俞”是通道的意思，是五脏六腑和体表之间的通道。另外，还有一个简单的方法，背部为五脏六腑的反射区，从颈下2寸开始，以手掌大小为一个反射区，向下依次为肺区、心区、肝区、脾区、肾区、排泄区、生殖区，共七个反射区。

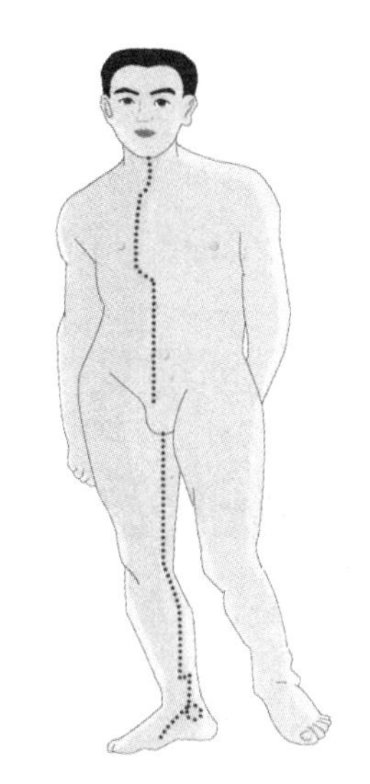

图5-13 足少阴肾经走向

（8）足少阴肾经

① 走向：起于足小趾，沿足跟、下肢内侧后缘、腹部正中线旁开0.5寸上行至胸正中线旁开2寸处，注入胸中（图5-13）。

② 主治病症：

| | |
|---|---|
| 泌尿生殖系统 | 前列腺炎、膀胱炎、肾炎、睾丸炎、阳痿；月经不调、痛经、盆腔炎、附件炎、宫颈糜烂 |
| 头面疾病 | 头痛、牙痛、耳鸣耳聋、咽喉痛（阴虚火旺） |
| 皮肤问题及损美性问题 | 面部皮肤衰老；肾阴、肾阳不足或阴阳不调引起的损美性问题，如黧黑斑、脱发等 |
| 其他 | 失眠、高血压、静脉曲张、风湿骨病 |

③ 子午流注：酉时（17～19点）。

**小贴士**

每天早晨5～7点的卯时是人体“开门”的时间，晚上17～19点的酉时则是“关门”收藏静养的时间。肾是整个人体的精气血之源，人体经过申时的排泄高峰泻火排毒之后，到酉时开始贮藏精华。

（9）手厥阴心包经

① 走向：起于胸中，沿上肢内侧中线循行至中指桡侧端（图5-14）。

② 主治病症：

| | |
|---|---|
| 心血管疾病 | 冠心病、心肌缺血、心律失常 |
| 神志疾病 | 对心神（包括情绪、精神、睡眠）具有良好的调治作用，并且能够宽胸理气，常用于热扰心包、烦热失眠、焦躁不安 |
| 其他 | 经络所过之处的关节肌肉痛 |

③ 子午流注：戌时（19～21点）。

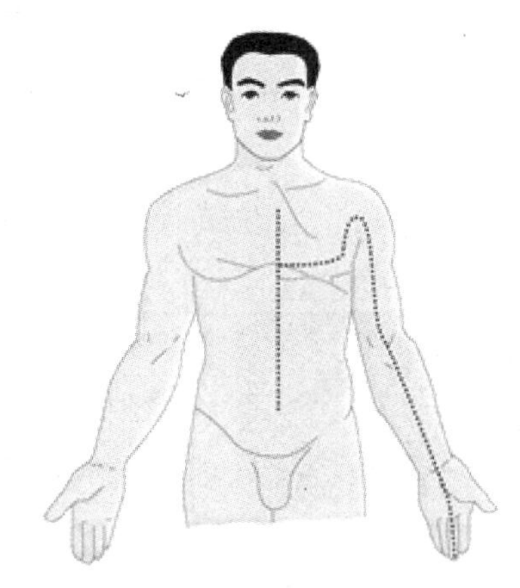

图5-14 手厥阴心包经走向

**小贴士**

推手厥阴心包经腕横纹（大陵）到肘横纹（曲泽）这一段，叫“推天河水”。“推天河水”对小儿热证（发热、不出汗）有很好的缓解作用。小孩子夜里睡眠不好，老蹬被子，或者夜里出汗，或都到很晚了还不想睡觉，这些都是内热的表现。

（10）手少阳三焦经

① 走向：起于无名指尺侧端，沿上肢外侧中线、肩关节后侧、耳周围、颊循行至目外眦（图5-15）。

② 主治病症：

| 五官病 | 耳鸣耳聋、偏头痛、面神经炎 |
| --- | --- |
| 其他 | 便秘、肋间神经痛、经络所过之处的关节肌肉痛 |

③ 子午流注：亥时（21～23点）。

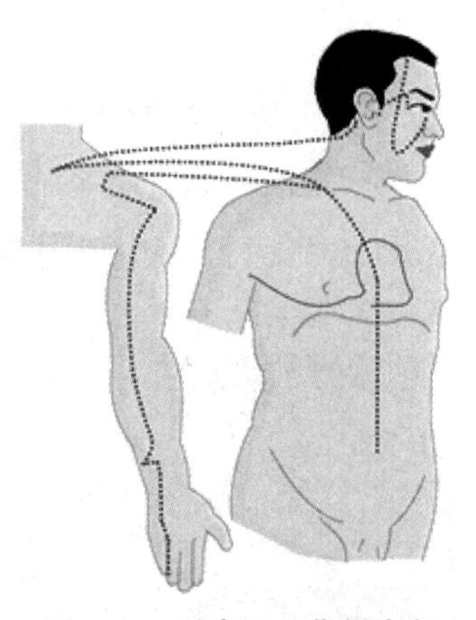

图5-15　手少阳三焦经走向

（11）足少阳胆经

① 走向：起于目外眦，沿头部颞侧、耳周围、胸侧、腹侧、下肢外侧中线下行至四趾外侧端（图5-16）。

② 主治病症：

| 肝胆病 | 急、慢性胆囊炎，各种慢性肝炎 |
| --- | --- |
| 头面五官病 | 头痛、偏头痛、面神经炎、近视 |
| 其他 | 感冒、发热、胁下痛、经脉所经过处的肌肉疼痛 |

③ 子午流注：子时（23～1点）。

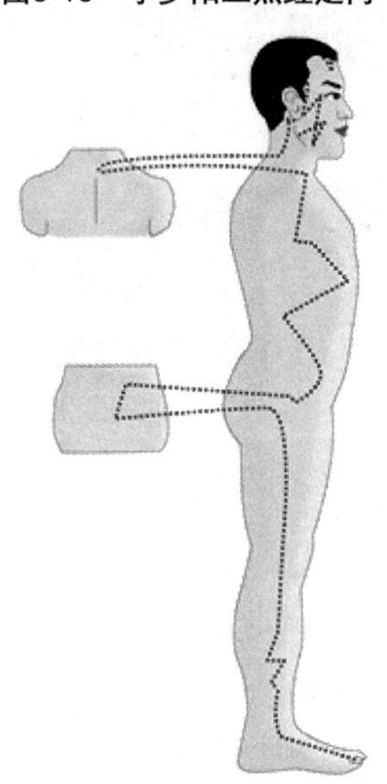

图5-16　足少阳胆经走向

（12）足厥阴肝经

① 走向：起于足大趾，沿下肢内侧中线（内踝8寸以下，行于前缘），至生殖器、少腹、胁肋，直至头顶（图5-17）。

② 主治病症：

| 肝胆病 | 急、慢性胆囊炎，各种慢性肝炎 |
| --- | --- |
| 生殖系统疾病 | 妇科经带病，阳痿、早泄 |
| 其他 | 色斑、眼部不适、耳鸣、心烦失眠 |

③ 子午流注：丑时（1～3点）。

## 6. 奇经八脉

奇经八脉，又称“奇经”，是就十二经脉之外“别道而行”的八条经脉而言，包括督脉、任脉、冲脉、带脉、阴跷脉、阳跷脉、阴维脉、阳维脉在内。奇者，异也。由于奇经八脉在循行上和与内脏的联系上均有别于十二经脉，故称其为“奇经”。其主要生理功能是对十二正经功能的调节和补充。

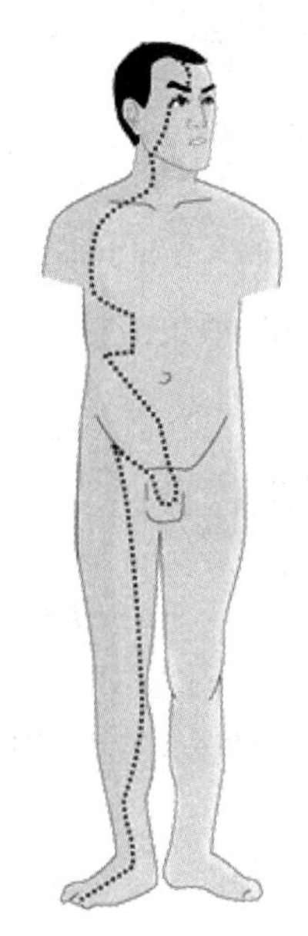

图5-17　足厥阴肝经走向

其中督脉为“阳脉之海”，任脉为“阴脉之海”，带脉能约束纵行诸经，冲脉则为“十二经脉之海”。本节重点讲解督脉和任脉。

（1）督脉

① 走向：起于胞中，下出会阴，行于腰背正中，沿脊柱里面上行，至项后风府穴入颅络脑，止于口（图5-18）。

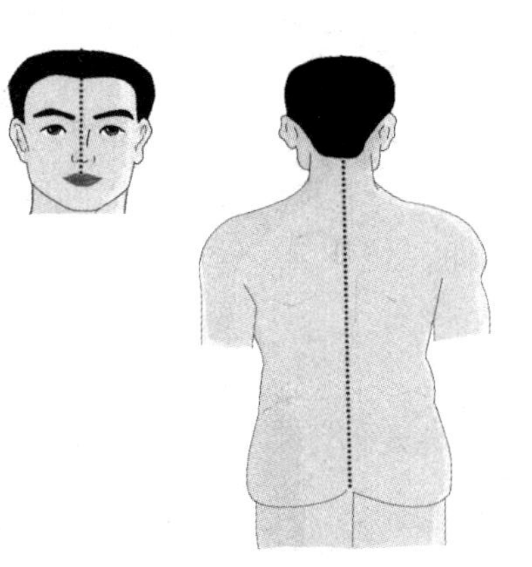

图5-18 督脉走向

② 基本功能：

- **调节阳经的气血**：督脉行于背部的正中，背为阳，其脉多次与手、足三阳经及阳维脉交会，故对全身之阳经起到调节作用。因其能总督一身阳经之经气，所以又称其为“阳脉之海”
- **能反映脑、髓和肾的功能**：督脉循行于脊里，上行入颅络脑，并从脊里分出属肾。肾能藏精生髓，脑为髓海，故督脉与脑、髓和肾的功能活动有着密切的联系

（2）任脉

①走向：起于胞中，下出会阴，沿胸腹部正中上行至咽，从面颊部环绕口唇（图5-19）。

② 基本功能：

- **调节阴经气血**：任脉循行于腹面正中线，其脉多次与足三阴经及阴维脉交会，能总任阴经之间的相互联系，故对阴经气血起着调节作用。因其能总任一身阴经之脉气，所以又称之为“阴脉之海”
- **“任主胞胎”**：任脉起于胞中，能调节月经，促进女子生殖功能，与妇女妊娠有关，故为生养之本，称之为“任主胞胎”

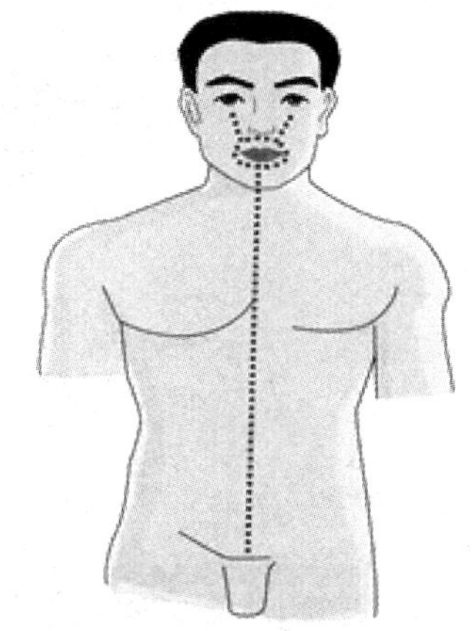

图5-19 任脉走向

**复习与思考**

1. 熟记十二经脉的走向、主治病症。
2. 奇经八脉的概念是什么？
3. 熟记督脉和任脉的走向和基本功能。
4. 阳脉之海、阴脉之海、十二经脉之海分别指的是哪条经脉？

# 第六章 中医病理学基础——病因

教学要求

1. 掌握病因的概念及病因分类。
2. 掌握六气、六淫的概念，六淫的共同致病特点及六淫各自的性质和致病特点。
3. 掌握疠气的概念和致病特点。
4. 掌握七情、七情内伤的概念，七情与七情内伤的致病特点。
5. 熟悉饮食失宜、劳逸失度各自的致病特点。
6. 了解痰饮和瘀血各自的概念、形成和致病特点。

病因，又称病理因素，就是引起疾病的原因。中医学认为，人是一个有机的整体，人与自然，人自身（脏腑、经络、气血），人与社会，都维持着相对的动态平衡，从而保持着人体正常的生理功能。当这种动态平衡因某种原因而遭到破坏，又不能自己调节得以修复时，人体就会发生疾病。我们的先人在仰观天文、俯察地理、中究人事的过程中，很早就注意到多种因素对人体健康和疾病的影响，因而中医的病因是将综合因素糅合起来，从发病的客观条件认识病因。同时古人善于运用“取象比类”的方法，将人体的病状与自然界现象相对照，推断病因。

中医学的病因分类有不同方法，目前主要采用宋代陈无择的三因学说，即病因与发病途径结合的方法进行归类，可以概括为：

- 来自自然界的病因——六淫、疠气
- 来自人体自身的病因——七情内伤、饮食失宜、劳逸失度
- 体内继发的病理产物——痰饮、瘀血

# 任务一 来自自然界的病因——六淫、疠气

**任务情景**

一年有四季（春、夏、秋、冬），中医则在五行的基础上增加长夏，五季对应着五种季节气候变化（风、暑、湿、燥、寒），你能说一下每个季节到来时，你的直观感受是怎样的吗？同时，人在长期的进化过程中，通过自身的调节机制产生了一定的适应能力，你能说一下你在四季中的衣食住行都有哪些改变吗？另外你在哪个季节容易生病？

来自自然界的病因称外感病因，多从人体肌表或口鼻侵犯人体而发病，包括六淫和疠气。

## 1. 六淫的概念

风、寒、暑、湿、燥、火六种正常的自然界气候变化，称六气。六气的正常运行变化，有利于万物的生长、繁衍。人也在长期的进化过程中，通过自身的调节机制产生了一定的适应能力。当气候变化异常，超出机体的适应能力时，或气候变化基本正常，但人体适应能力下降时，均会导致疾病的发生，这时候六气则变为六淫。

- 气候变化异常，超出机体的适应能力：如气候变化过于急骤（如暴冷、暴热）；非其时而有气（春天应温而反寒，冬天应寒而反温）
- 气候变化基本正常，但人体适应能力下降

## 2. 六淫的共同致病特点

西北高原地区多病寒病、燥病；东南沿海地区多病湿热病

- 外感性：多从口鼻、肌表而入
- 季节性：多与时令气候有关
- 地域性：与生活地域和环境密切相关，不同地域有不同的发病特点
- 相兼性：既可单独致病又可相兼致病

## 3. 六淫各自的性质和致病特点

### （1）风邪

风是自然界中一种无形流动的气。风为春季的主气，故风邪致病多见于春天。风邪致病一年四季均可，但以春季为多见。风邪的致病特点如下：

①风为阳邪，其性开泄，易袭阳位（表6-1）。

**表6-1　风为阳邪，其性开泄，易袭阳位的含义、致病特点和临床表现**

| 风为阳邪，其性开泄，易袭阳位 | | |
|---|---|---|
| | 含义 | 风为阳邪：指风邪具有轻扬、升散、向上、向外的特性；<br>其性开泄：开，开张；泄，外泄；腠理张开，汗液外泄；<br>易袭阳位：风邪常易侵袭人体的头部、肺、肌表等阳位 |
| | 致病特点 | 使腠理开泄。<br>易袭阳位：上部（头、肺）、肌表等（伤于风者，上先受之） |
| | 临床表现 | 风邪袭表，腠理开泄→汗出、恶风；<br>风邪上扰→头痛、头晕；<br>风邪犯肺→鼻塞、咽痒、咳嗽 |

②风性善行而数变（表6-2）。

**表6-2　风性善行而数变的含义、致病特点和临床表现**

| 风性善行而数变 | | | |
|---|---|---|---|
| | 善行 | 含义 | 风邪具有善动不居，易行无定处的特性 |
| | | 致病特点 | 病位游移，行无定处 |
| | | 临床表现 | 游走性的关节疼痛 |
| | 数变 | 含义 | 风邪具有来势急、变化快的特性 |
| | | 致病特点 | 发病急，变化多，传变快 |
| | | 临床表现 | 风团（荨麻疹表现）（图6-1） |

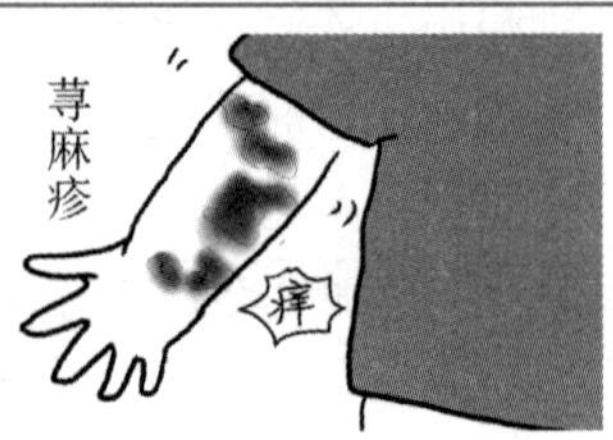


**图6-1　风团（荨麻疹表现）**

③ 风性主动（表6-3，图6-2）。

表6-3 风性主动的含义、致病特点和临床表现

| 风性主动 | 含义 | 风邪具有使物体摇动的特性 |
|---|---|---|
| | 致病特点 | 具有动摇不定的症状 |
| | 临床表现 | 动摇不定的症状，如眩晕、震颤、抽搐，甚至颈项强直、角弓反张 |

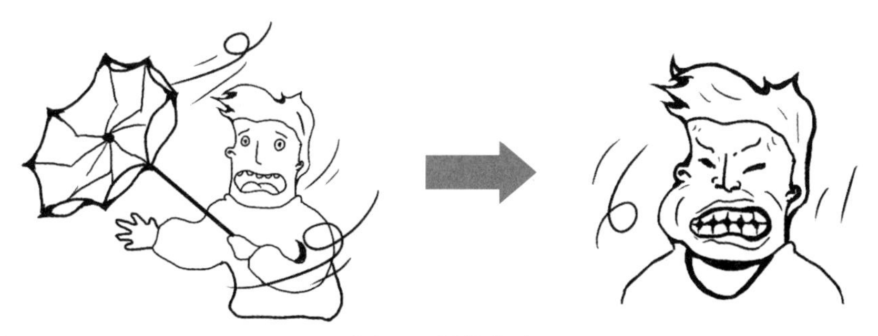

图6-2 风性主动

④ 风为百病之长（表6-4）。

表6-4 风为百病之长的含义、致病特点和临床表现

| 风为百病之长 | 含义 | 风邪致病极为广泛，且常为外邪致病的先导，其他病邪每依附于风邪而侵袭人体 |
|---|---|---|
| | 致病特点 | 凡寒、湿、暑、燥、热诸邪，可依附风邪侵犯人体从而形成外感风寒、风湿、风热、风燥等证。<br>风邪袭人致病最多，风邪侵入，无孔不入，表里内外均可遍及 |
| | 临床表现 | 风寒证：恶风、恶寒、发热、头痛、身痛、无汗、咳嗽、鼻塞、小便清长、舌苔薄白、脉浮紧。<br>风热证：发热重、微恶寒、自汗、头痛、目赤、口干渴、小便黄、咳嗽痰黄、舌苔薄黄、脉浮数 |

（2）寒邪

寒为冬季的主气，故寒邪致病多见于冬天。在气温较低的冬季，或者因气温骤降，人体防寒保暖不当，则常受寒邪侵袭。此外，贪凉露宿，恣食冷饮，或室内空调温度过低，也可导致寒邪入侵，故其他季节也可以感受寒邪。寒邪的致病特点如下：

① 寒为阴邪，易伤阳气（表6-5）。

表6-5 寒为阴邪，易伤阳气的含义、致病特点和临床表现

| 寒为阴邪，易伤阳气 | 含义 | 寒为阴气盛的表现，故其性属阴，阴邪伤人阳气，导致阳气失去温煦、气化的作用，出现“阴胜则阳病” |
|---|---|---|
| | 致病特点 | 易伤阳气 |

续表

| 寒为阴邪，易伤阳气 | 临床表现 | 全身或局部出现寒象（图6-3）<br>寒邪袭表，卫阳被遏→恶寒发热、鼻塞、流涕；<br>寒邪直中太阴，损伤脾阳→脘腹冷痛、吐泻清稀；<br>寒邪直中少阴，心肾之阳受损→恶寒蜷卧、手足厥冷、下利清谷、精神萎靡、脉微细等 |
|---|---|---|

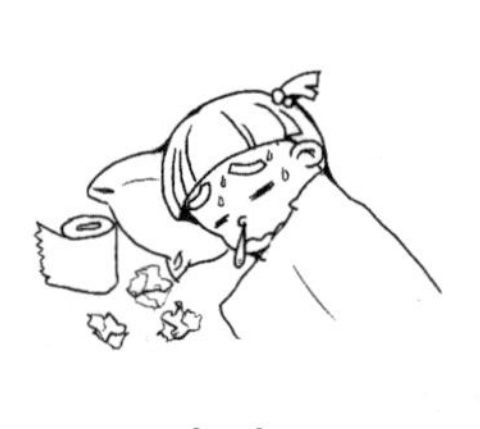
(a)

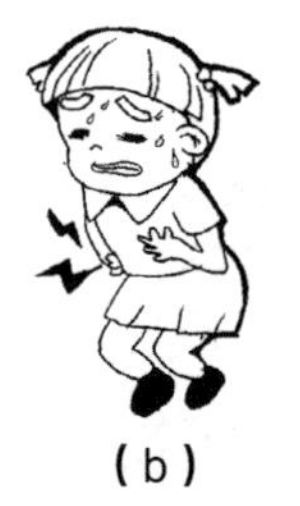
(b)

图6-3 全身或局部出现寒象

② 寒性凝滞，主痛（表6-6）。

表6-6 寒性凝滞，主痛的含义、致病特点和临床表现

| 寒性凝滞，主痛 | 含义 | 凝滞，即凝结阻滞不通，不通则痛，产生疼痛 |
|---|---|---|
| | 致病特点 | 使经脉气血凝结阻滞不通，从而出现各种疼痛症状 |
| | 临床表现 | 疼痛[肢体关节疼痛（图6-4）、脘腹痛等，得温则减] |

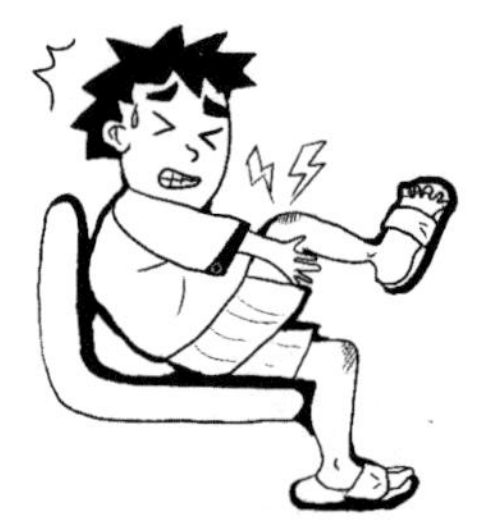
图6-4 肢体关节疼痛

③ 寒性收引（表6-7，图6-5）。

表6-7 寒性收引的含义、致病特点和临床表现

| 寒性收引 | 含义 | 收引，收缩牵引。寒邪具有收缩牵引样的特性 |
|---|---|---|
| | 致病特点 | 使气机收敛、腠理闭塞、经络筋脉收缩而挛急 |
| | 临床表现 | 寒邪侵袭肌表，腠理闭塞，卫阳被遏，不得宣泄→无汗、恶寒、发热；<br>寒客经络关节，经络筋脉收缩挛急→筋脉、关节屈伸不利，拘挛作痛；<br>寒客血脉，血脉挛缩→脉紧、血管收缩 |

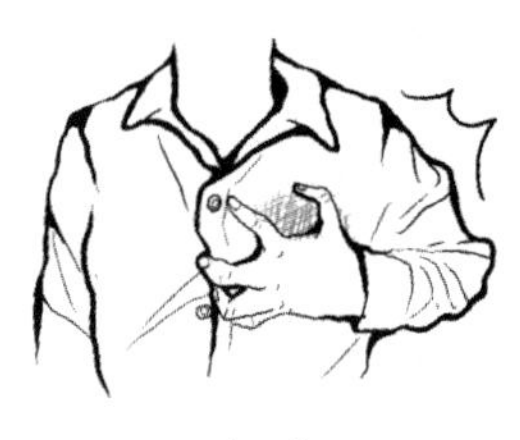
(a)

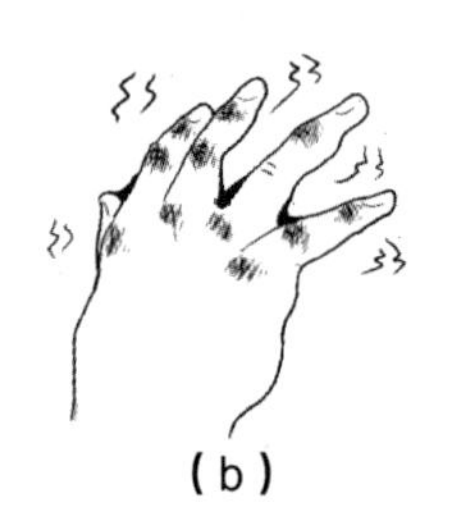
(b)

图6-5 寒性收引

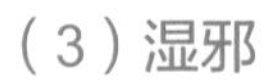
（3）湿邪

湿为长夏主气。长夏即农历六月，时值夏秋之交，阳热尚盛，雨水且多，热腾水蒸，潮湿充斥，为一年中湿气最盛的季节。故湿邪为病，长夏居多。此外，南方沿海地区气候多潮湿，或涉水淋雨，或居住潮湿，也可导致湿邪入侵。湿邪的致病特点如下：

①湿为阴邪，易损伤阳气，阻遏气机（表6-8，图6-6）。

表6-8 湿为阴邪，易损伤阳气，阻遏气机的含义、致病特点和临床表现

| | | |
|---|---|---|
| 湿为阴邪，易损伤阳气，阻遏气机 | 含义 | 湿为阴邪：湿邪类水，属于阴；<br>易损伤阳气：阴邪伤人阳气，尤其以损伤脾阳为主；<br>阻遏气机：气机运行受阻，升降失常 |
| | 致病特点 | 易损伤阳气，阻遏气机 |
| | 临床表现 | 湿阻胸膈，气机不畅→胸膈满闷；<br>湿阻中焦，纳运失常→脘痞胀满、食欲减退；<br>湿停下焦，肾和膀胱气化不利→小腹胀满、小便不畅 |

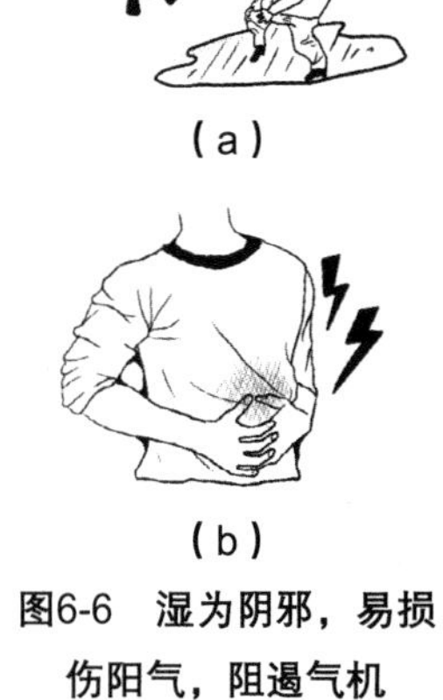


（a）

（b）

图6-6 湿为阴邪，易损伤阳气，阻遏气机

②湿性重浊（表6-9，图6-7）。

表6-9 湿性重浊的含义、致病特点和临床表现

| | | |
|---|---|---|
| 湿性重浊 | 含义 | 重：沉重，重着；<br>浊：秽浊不清 |
| | 致病特点 | 致病多有沉重感；<br>分泌物和排泄物秽浊不清 |
| | 临床表现 | 湿邪困阻清阳→头身困重、四肢酸楚沉重；<br>湿浊在上→面部、头发油脂分泌多，目眵多；<br>湿滞大肠→大便不爽；<br>湿浊下注→小便浑浊、白带过多；<br>湿邪浸淫肌肤→湿疹、脚气（脚癣） |

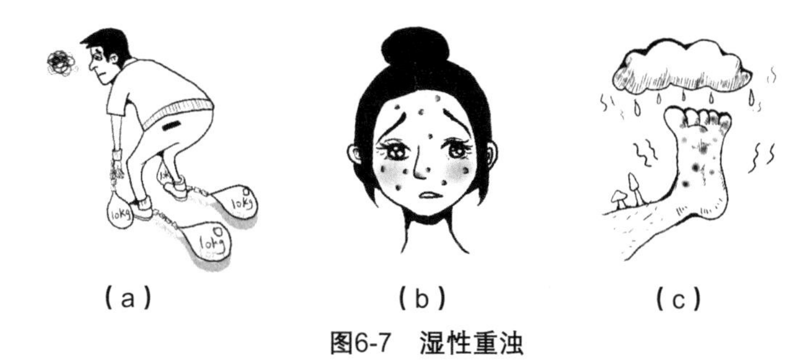

（a） （b） （c）

图6-7 湿性重浊

③湿性黏滞（表6-10，图6-8）。

表6-10 湿性黏滞的含义、致病特点和临床表现

| | | |
|---|---|---|
| 湿性黏滞 | 含义 | 黏：黏腻；<br>滞：停滞 |
| | 致病特点 | 黏腻停滞 |

续表

| | | |
|---|---|---|
| 湿性黏滞 | 临床表现 | 症状黏腻不爽：湿滞大肠→大便排泄不爽；湿阻膀胱→小便滞涩不爽；湿浊内蕴→口中黏腻不爽、舌苔厚滑黏腻<br>病程缠绵：病程长，反复发作，缠绵难愈 |

④ 湿性趋下，易袭阴位（表6-11）。

**表6-11 湿性趋下，易袭阴位的含义、致病特点和临床表现**

| | | |
|---|---|---|
| 湿性趋下，易袭阴位 | 含义 | 湿邪为重浊有形之邪，有趋下之特点 |
| | 致病特点 | 湿邪多易伤人体下部 |
| | 临床表现 | 水肿（图6-9）、腹泻、带下 |

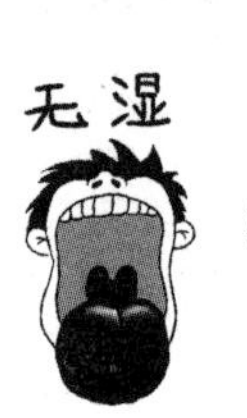

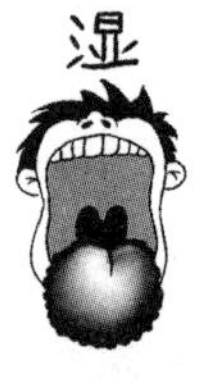


图6-8 湿性黏滞

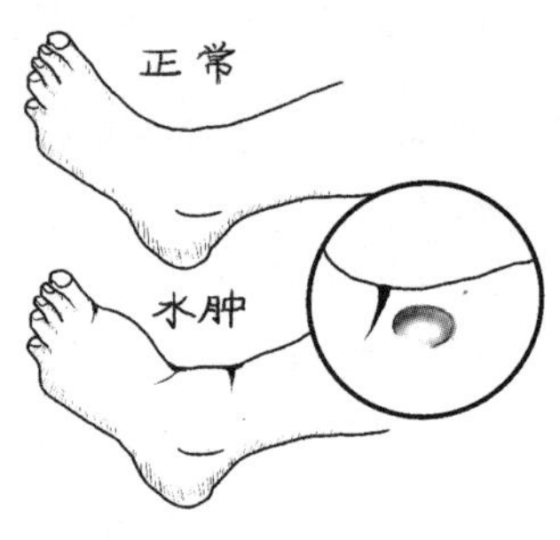


图6-9 水肿

（4）燥邪

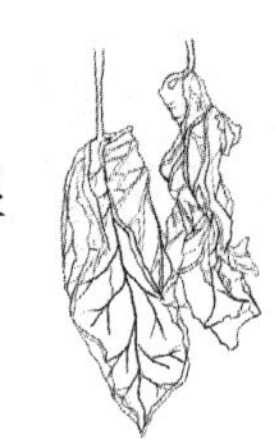

燥为秋天之主气，又称秋燥。秋天天气不断收敛，气候干燥少雨，空气湿度减少，故燥邪为病，秋季居多。燥邪的致病特点如下：

① 燥性干涩，易伤津液（表6-12，图6-10）。

**表6-12 燥性干涩，易伤津液的含义、致病特点和临床表现**

| | | |
|---|---|---|
| 燥性干涩，易伤津液 | 含义 | 燥邪侵犯人体，易耗伤津液，引起干燥失润和涩滞不利症状 |
| | 致病特点 | 干燥失润，涩滞不利 |
| | 临床表现 | 口鼻干燥，咽干口渴，皮肤干涩甚至皲裂，毛发不荣，大便干结 |

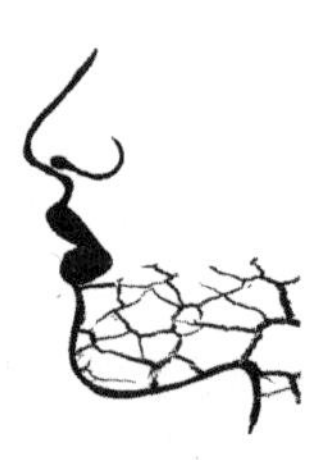

图6-10 燥性干涩，易伤津液

② 燥易伤肺（表6-13，图6-11）。

表6-13 燥易伤肺的含义、致病特点和临床表现

| | | |
|---|---|---|
| 燥易伤肺 | 含义 | 燥邪自口鼻而入，多伤及肺 |
| | 致病特点 | 肺失宣降 |
| | 临床表现 | 干咳少痰，或痰黏难咳，或痰中带血，甚则喘息胸痛等 |

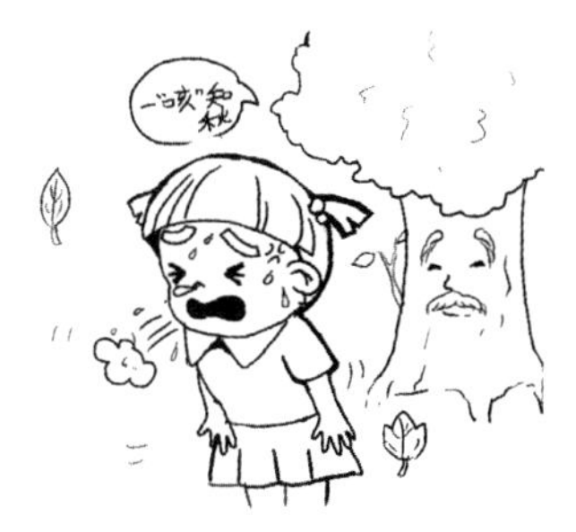


图6-11 燥易伤肺

**小贴士**

温燥和凉燥

温燥：发于秋初，挟有夏季火热之余气，治疗上宜清润
凉燥：发于晚秋，兼有初冬之凉气，治疗上宜温润

（5）火（热）邪

火（热）旺于夏季，但不如暑有明显的季节性，四季皆有。火热的实质就是温度升高。火和热虽程度不同，“火为热之极，热为火之渐”，但性质完全相同，故火和热常互称。火热的特征有炎上、升腾、水分易于蒸发、亢奋、躁动、燔灼。火（热）邪乃夏季阳盛之气所化，或风、寒、暑、湿、燥诸邪郁久化火（五气化火）。火（热）邪的致病特点如下：

① 火（热）为阳邪，其性炎上（表6-14，图6-12）。

表6-14 火（热）为阳邪，其性炎上的含义、致病特点和临床表现

| | | |
|---|---|---|
| 火（热）为阳邪，其性炎上 | 含义 | 阳邪：火（热）之邪属阳；<br>炎上：火（热）之性燔灼、升腾 |
| | 致病特点 | 热邪致病可见一派阳热之象；<br>火性升腾上炎，易犯人体上部 |
| | 临床表现 | 阳盛则热→高热、烦渴、汗出、脉洪数；<br>火热炎上→目赤肿痛、咽喉肿痛、口舌糜烂、牙龈肿痛、耳内流脓 |

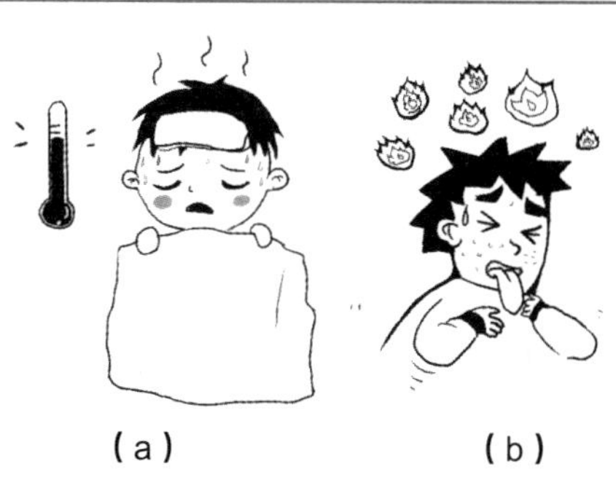

（a） （b）

图6-12 火（热）为阳邪，其性炎上

②火（热）易伤津耗气（表6-15，图6-13）。

表6-15　火（热）易伤津耗气的含义、致病特点和临床表现

| | | |
|---|---|---|
| 火（热）易伤津耗气 | 含义 | 伤津：耗伤阴津；<br>耗气：耗伤正气 |
| | 致病特点 | 热淫于内，消灼煎熬阴津，迫津外泄；<br>气随津脱 |
| | 临床表现 | 伤津→口渴喜饮，汗出，咽干舌燥，小便短赤，大便秘结；<br>耗气→体倦乏力、少气懒言等气虚表现 |

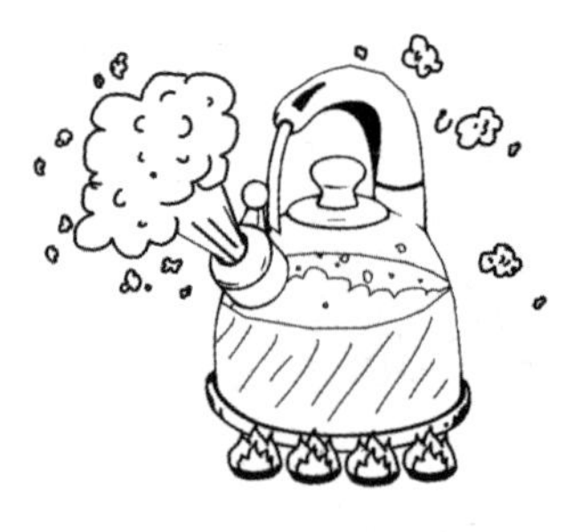

图6-13　火（热）易伤津耗气

③火（热）易扰心神（表6-16）。

表6-16　火（热）易扰心神的含义、致病特点和临床表现

| | | |
|---|---|---|
| 火（热）易扰心神 | 含义 | 火属于心，火热致病，易扰心神 |
| | 致病特点 | 心神不宁 |
| | 临床表现 | 轻则心神不宁，见心烦、失眠；重则神昏、谵语 |

④火（热）易生风动血（表6-17，图6-14）。

表6-17　火（热）易生风动血的含义、致病特点和临床表现

| | | |
|---|---|---|
| 火（热）易生风动血 | 含义 | 生风：火热之邪燔灼肝经，耗伤阴液，致筋脉失养；<br>动血：火热可加速血行，灼伤脉络 |
| | 致病特点 | 热极生风，肝风内动；<br>迫血妄行 |
| | 临床表现 | 高热伴抽搐、两目上视、神昏等；<br>各种出血，见吐血、衄血、尿血、便血、皮肤出血，以及妇女月经过多、崩漏 |

⑤火邪易致疮疡（表6-18，图6-15）。

表6-18　火邪易致疮疡的含义、致病特点和临床表现

| | | |
|---|---|---|
| 火邪易致疮疡 | 含义 | 火邪入血分，聚于局部，腐蚀血肉，可形成阳性疮疡 |
| | 致病特点 | 热胜则肉腐，肉腐则为脓，肉腐血败 |
| | 临床表现 | 红、肿、热、痛，甚则脓血杂见 |

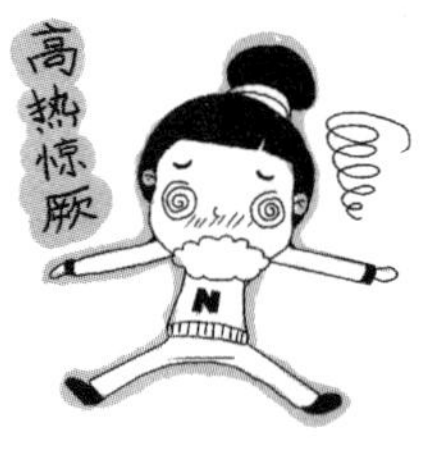


图6-14　火（热）易生风动血

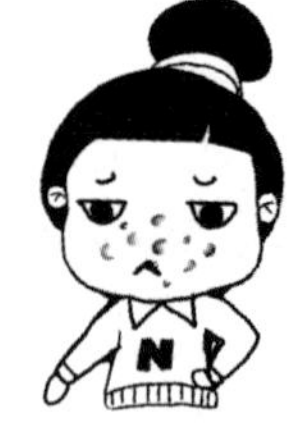


图6-15　火邪易致疮疡

（6）暑邪

暑为夏季的主气，为火热之气所化，主要发生在夏至以后、立秋之前，有明显的季节性。暑邪致病，有伤暑和中暑之比。起病缓，病情轻者，为伤暑；发病急，病情重者，为中暑。暑邪的致病特点，有些和火热之邪相同，故简单概括为：

① 暑为阳邪，其性炎热。暑邪伤人多表现出一派阳热之象，表现为高热壮热、面赤、口渴、汗多、脉洪大。

② 暑性升散，易伤津耗气。a. 暑易伤津：暑具发散之性，易致大汗出、口渴喜饮、尿赤短少；b. 暑易耗气：暑致大汗出，气随津脱，见气短乏力，或昏仆、不省人事、冷汗淋漓、手足厥冷。

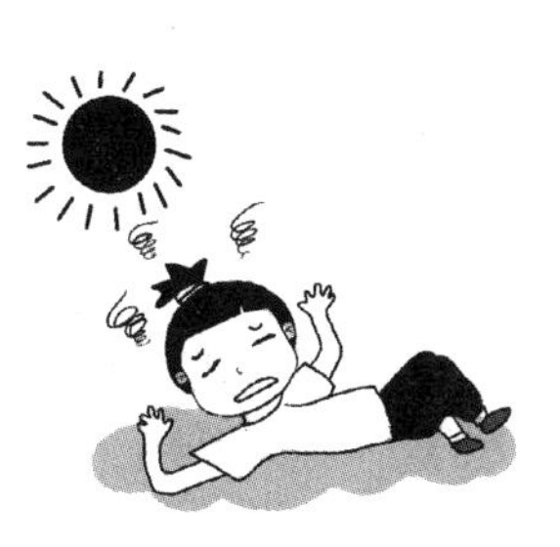

③ 暑多挟湿。暑邪易与湿邪相兼致病，见发热、烦渴、四肢困倦、胸闷呕恶、大便溏泻不爽。

**拓展阅读**

内生五邪

内生五邪是指疾病在发展过程中，由于脏腑经络及精气血津液的功能失常而产生的化风、化寒、化湿、化燥、化火等病理变化。因为病起于内，又与风、寒、湿、燥、火外邪所致病的临床征象类似，故分别为内风、内寒、内湿、内燥、内火，统称为内生五邪。所谓内生五邪，并非致病因素，而是脏腑阴阳及气血津液失常所形成的综合性病机变化。

常见内生五邪形成机理见表6-19。

**表6-19 常见内生五邪形成机理**

| 内生五邪 | 病机 | 形成机理 |
|---|---|---|
| 内风 | 肝阳化风 | 肝的阳气亢逆无制，而致有风动的特点 |
| | 热极生风 | 邪热亢盛，灼伤肝经而致有风动的特点 |
| | 阴虚风动 | 肝肾阴虚，筋脉失养所致有风动的特点 |
| | 血虚生风 | 血液亏虚，筋脉失于滋养所致有风动的特点 |
| | 血燥生风 | 血虚津亏，失润化燥，肌肤失于滋养所致有风动的特点 |
| | 痰瘀生风 | 痰瘀阻滞，气血逆乱所致有风动的特点 |
| 内寒 | 阳虚 | 机体阳气虚衰，温煦、气化功能减退，虚寒内生 |
| 内湿 | 脾虚生湿 | 脾运化水液功能障碍，导致水湿痰饮内生，蓄积停滞 |
| 内燥 | 阴液不足 | 机体津液不足，组织器官和孔窍失其濡润出现干燥枯涩 |
| 内火 | 阳盛化火 | 阳气过亢，超过其生理水平，机能亢奋的异常状态 |
| | 邪郁化火 | 其他内生之邪，如痰、瘀血、积食等在病变过程中，皆能郁滞化热化火 |
| | 五志化火 | 精神情志刺激，影响脏腑气血阴阳，导致脏腑阳盛亢逆，或气机郁结，气郁日久而从阳化火所形成的病理改变 |
| | 阴虚化火 | 精亏血少，阴液大伤，阴虚阳盛，虚热、虚火内生 |

### 4. 疠气

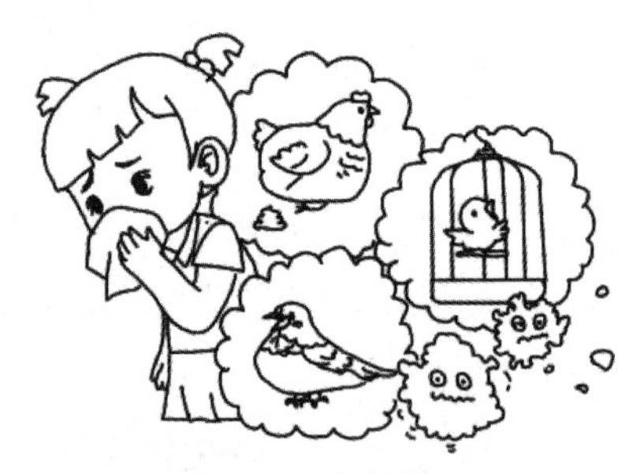
图6-16 疠气侵入

疠气，指一类具有强烈致病性和传染性的外感病邪。疠气可以通过空气传染，经口鼻侵入人体，也可以随饮食、蚊虫叮咬、虫兽咬伤、皮肤接触等途径传染而发病。疠气侵入（图6-16），导致的病就是我们平常说的瘟疫病。疠气的致病特点，可以概括为：

① 发病急骤，病情险恶。疠气致病，发病急骤，来势凶猛，变化多端，病情凶险。

② 传染性强，易于流行。疠气致病，无论男女老少、体质强弱，但凡接触，多可发病。

③ 一气一病，症状相似。疠气种类不同，致病特点各异，但同一种疠气致病，临床表现疾病相似。

**复习与思考**

1. 中医把病因分为几类？

2. 以表格的形式熟记六淫各自的致病特点（表6-20）。

表6-20 六淫及其致病特点

| 六淫 | 致病特点 |
|---|---|
| 风邪 | ① 风为（ ）邪，其性（ ），易袭（ ）<br>② 风性善（ ）数（ ）<br>③ 风性主（ ）<br>④ 风为（ ）之长 |
| 寒邪 | ① 寒为（ ）邪，易伤（ ）<br>② 寒性（ ），主（ ）<br>③ 寒性（ ） |
| 湿邪 | ① 湿为（ ）邪，易损（ ），阻遏（ ）<br>② 湿性（ ）<br>③ 湿性（ ）<br>④ 湿性趋（ ），易袭（ ） |
| 燥邪 | ① 燥性（ ），易伤（ ）<br>② 燥易伤（ ） |
| 暑邪 | ① 暑为（ ）邪，其性（ ）<br>② 暑性（ ），易（ ）<br>③ 暑多挟（ ） |

续表

| 六淫 | 致病特点 |
| --- | --- |
| 火（热）邪 | ①火（热）为（ ）邪，其性（ ）<br>②火（热）易（ ）<br>③火（热）易扰（ ）<br>④火（热）易生（ ）动（ ）<br>⑤火邪易致（ ） |

3. 什么是疠气？疠气有什么致病特点？

# 任务二 来自人自身的病因——七情内伤、饮食失宜、劳逸失度

内伤病因，又称内伤，泛指因人的情志或行为不循常度，超过人体自身调节范围，直接伤及脏腑而发病的致病因素，如七情内伤、饮食失宜、劳逸失度等。内伤病因，是与外感病因相对而言的，因其病自内而外，非外邪所侵，故称内伤。内伤病因系导致脏腑气血阴阳失调而为病。由内伤病因所引起的疾病称为内伤病。

## 1. 七情

**任务情景**

人有七情，喜、怒、忧、思、悲、恐、惊。你见过你的家人或朋友有过这些情志活动吗？说说你印象深刻的感受。

### （1）概念

七情，是指喜、怒、忧、思、悲、恐、惊七种正常的情志活动（图6-17），是人体的生理和心理活动对内外界环境变化产生的情志反应，属人人皆有的情绪体验，一般情况下不会导致或诱发疾病。但是当七情反应太过或不及，情志刺激，超越了人体的心理和生理适应能力，引起脏腑损伤，此时七情就成为致病因素（图6-18），而且是导致内伤疾病的主要因素之一，故称为“内伤七情”。

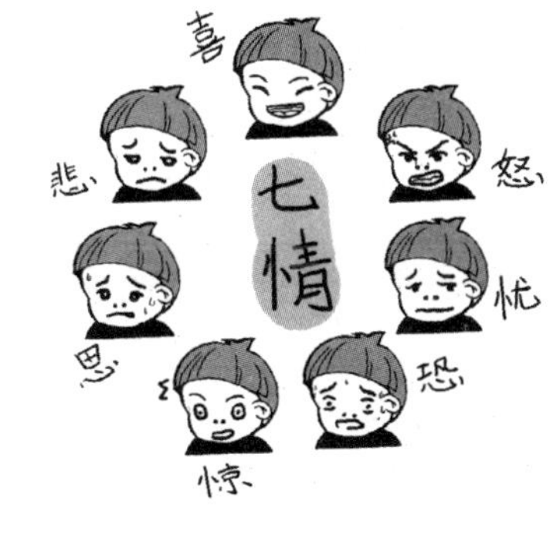


图6-17 七情

正常的情志活动 → 致病因素

√情志本身反应强度
√情志本身反应方式
√个体心理特征和生理状况

图6-18 正常情志活动与致病因素的关系

（2）七情致病的特点

① 直接损伤五脏。

- 怒伤肝
- 喜伤心
- 思伤脾
- 忧伤肺
- 恐伤肾

② 影响脏腑气机。七情致病主要并首先影响脏腑气机，导致脏腑气机失常，气血运行紊乱，出现相应临床表现（表6-21）。

**表6-21　七情对脏腑气机的影响及临床表现**

| 七情对脏腑气机的影响 | 临床表现 |
| --- | --- |
| 怒则气上 | 肝气上逆→头胀头痛、面红目赤、呕血 |
| 喜则气缓 | 心气涣散→精神不能集中，甚至神志失常，或见心气暴脱的大汗淋漓、气息微弱 |
| 悲则气消 | 肺气耗散→意志消沉、精神不振、气短胸闷、乏力懒言 |
| 忧思则气结 | 脾气郁滞→不思饮食、腹胀纳呆、便秘或便溏等 |
| 恐则气下 | 肾气不固→二便失禁，甚则遗精 |
| 惊则气乱 | 全身气机紊乱→惊悸不安，慌乱失措，甚则神志错乱 |

③ 影响病情变化。在许多疾病的过程中，若患者有较剧烈的七情波动，往往使病情加重，或急剧恶化。如高血压病史的患者，突然暴怒，可导致血压迅速升高，发生眩晕，甚至突发脑出血。

**知识链接**

《素问·上古天真论》言：“精神内守，病安从来？”说明调神的重要性，不懂得调神之重要，单靠药物，难以达到治病的目的。

## 2. 饮食失宜

民以食为天，饮食是人生第一需要。吃什么，怎么吃，每个国家、每个民族、每个家庭、每个人都有自己的吃法。吃是一种享受，但是您可曾想过不正确的饮食方式和习惯，也会成为致病因素，影响我们的健康，甚至导致很多疾病。饮食失宜，可以分为三方面：

（1）饥饱失常

饥饱失常
- 过饥（图6-19）：摄食不足→气血不足
- 过饱（图6-20）：暴饮暴食→脾胃受损，形成痰湿

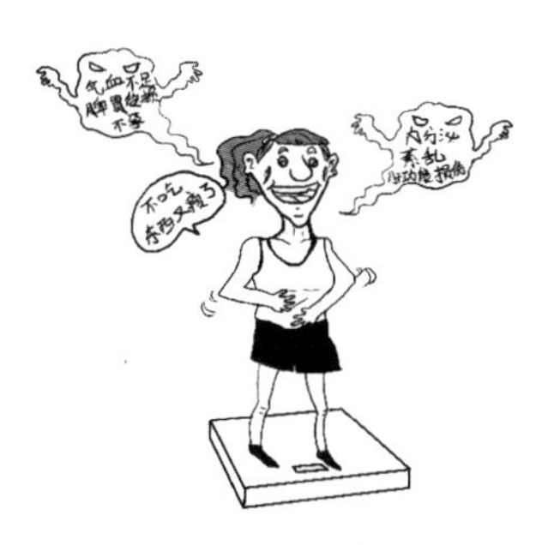


图6-19 过饥

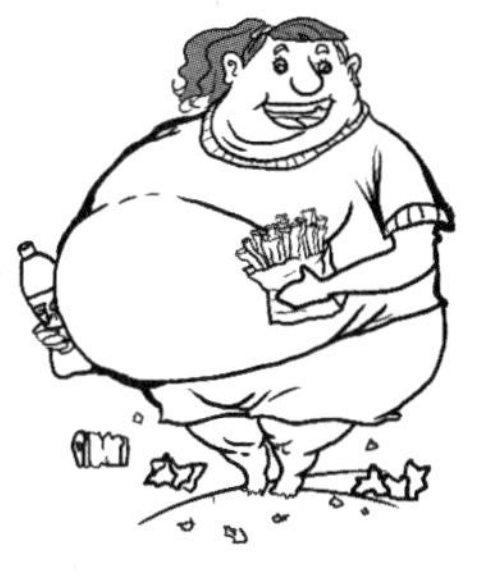

图6-20 过饱

（2）饮食偏嗜

饮食偏嗜
- 寒热偏嗜
  - 过食寒凉（图6-21），损伤脾胃阳气
  - 偏食辛温燥热（图6-22），助热伤津
- 五味偏嗜——见“知识链接”
- 食类偏嗜——专吃某食物，或长期不吃某食物，导致疾病发生

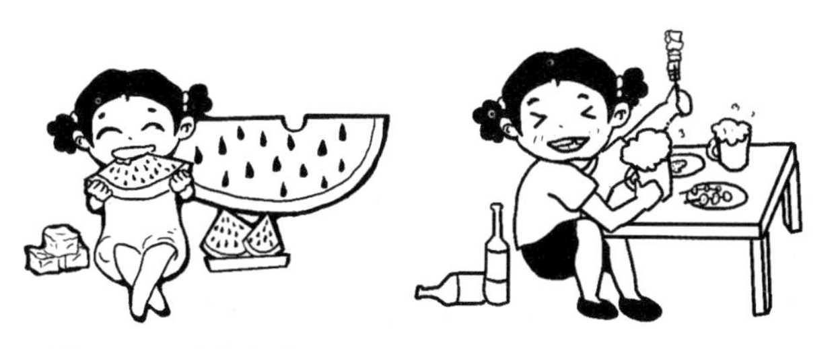

图6-21 过食寒凉　　图6-22 偏食辛温燥热

**知识链接**

《素问·生气通天论》云：“味过于酸，肝气以津，脾气乃绝；味过于咸，大骨气劳，短肌，心气抑；味过于甘，心气喘满，色黑，肾气不衡；味过于苦，脾气不濡，胃气乃厚；味过于辛，筋脉沮弛，精神乃央。”指出虽然五脏的资生依赖于五味，但是过用五味却又能损害五脏的协调关系。

（3）饮食不洁

饮食不洁（图6-23）可致胃肠病、食物中毒。

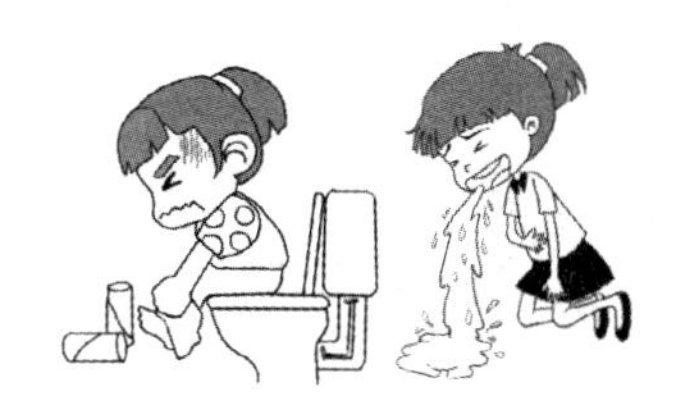

图6-23 饮食不洁

### 3. 劳逸失度

适量的工作、劳动和体育锻炼，有助于气血流通、增强体质；必要的休息，可以消除疲劳、恢复体力和精神。故劳逸结合，不仅使工作事半功倍，而且有利于健康。反之，如果劳逸失度，就会引起疾病的发生。劳逸失度可分为过劳和过逸。

#### （1）过劳——过度劳累

过劳
- 劳力过度
  - 劳则气耗→倦怠、乏力
  - 劳伤筋骨→关节肌肉痛
- 劳神过度（图6-24）
  - 暗耗心血→心悸、健忘、失眠、多梦
  - 损伤脾气→脾失健运→纳少、便溏、消瘦
- 房劳过度——性生活不节，或有手淫恶习，早孕多孕→肾虚，早衰

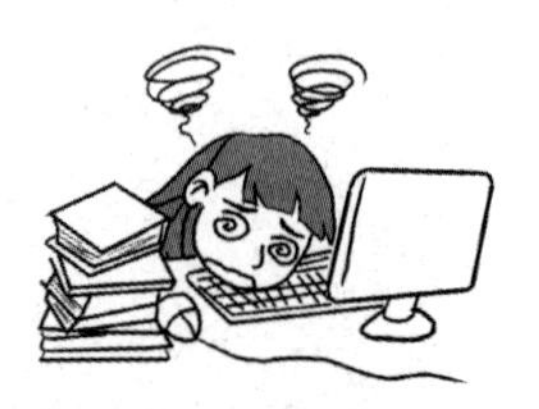

图6-24 劳神过度

#### （2）过逸——过度安逸

过逸
- 安逸少动（图6-25）或久卧不动→阳气不振，气血运行不畅→胸闷、腹胀、肢困、肌肉软弱、发胖臃肿，动则心悸气喘、易感冒
- 用脑太少，不善思考→神气衰退→精神萎靡、健忘、反应迟钝

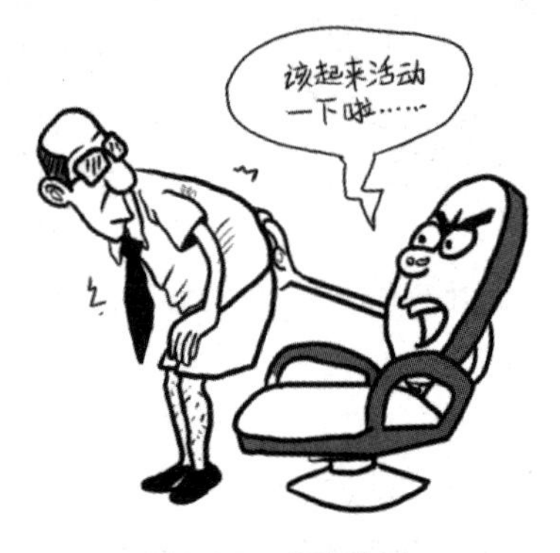


图6-25 安逸少动

**小贴士**

《黄帝内经》中提到“五劳所伤”即久视伤血、久卧伤气、久坐伤肉、久立伤骨、久行伤筋。

**复习与思考**

1. 何谓七情与内伤七情？

2. 试述七情过激致病“直接伤及内脏”的具体内容。
3. 试述七情内伤致病影响脏腑气机的具体内容。
4. 饮食失宜包括哪些方面？试述其致病特点和主要临床表现。
5. 过劳主要包括哪儿方面？其致病特点各是什么？
6. 过逸主要包括哪儿方面？其致病特点如何？

## 任务三 体内继发病理产物——痰饮、瘀血

体内继发病理产物，是继发于其他病理过程而产生的致病因素。在疾病的发生发展过程中，外感、内伤、其他致病因素作用于人体，引起气、血、津液代谢失调等病理变化，并产生痰饮、瘀血、内生五邪等某些病理产物。这些病理产物一经产生，又可在一定条件下，作为一种新的致病因素，直接或间接作用于人体某些脏腑组织器官，引发机体更为复杂的病理变化，形成各种新的复杂的病证。由此可见，病理产物性致病因素具有既是病理产物，又是致病因素的双重特点。体内继发病理产物有痰饮和瘀血。

### 1. 痰饮

**任务情景**

感冒咳嗽的时候，你是否有过咳痰的经历？中医的痰饮和我们咳的痰是一回事吗？

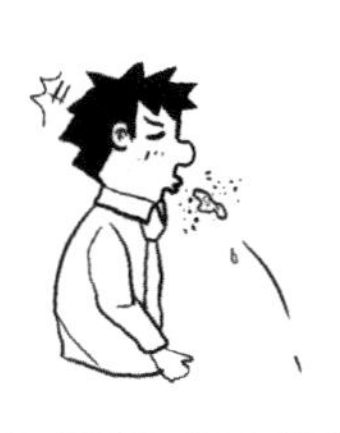

#### （1）概念

痰饮是人体津液代谢障碍所形成的病理产物，具体可以分为痰和饮。

- 痰——较黏稠者
  - 有形之痰（狭义的痰）——从呼吸道咳出的痰液
  - 无形之痰（广义的痰）——无形质可见，可通过特定的症状、体征鉴别
- 饮——清稀者——留积于组织间隙或疏松部位，因部位而名异（表6-22，图6-26）

表6-22 饮的分类

| 名称 | 部位 | 症状 |
|---|---|---|
| 悬饮 | 饮停胸胁 | 咳唾引痛 |
| 支饮 | 饮停胸膈 | 咳喘、浮肿 |
| 痰饮 | 饮留胃肠 | 沥沥有声 |
| 溢饮 | 饮溢肌肤 | 水肿而无汗、身痛 |

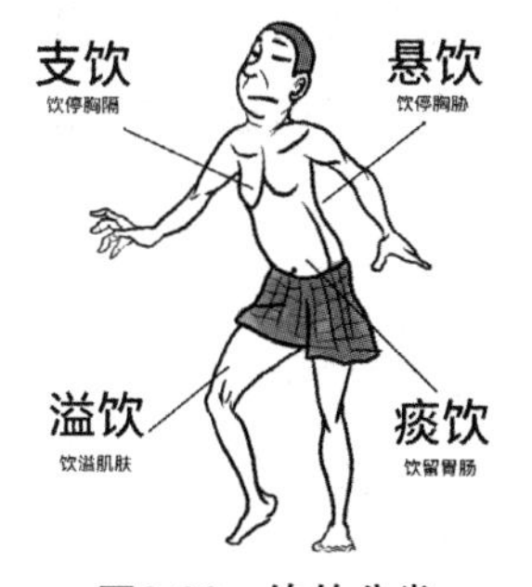

图6-26 饮的分类

（2）痰饮的形成

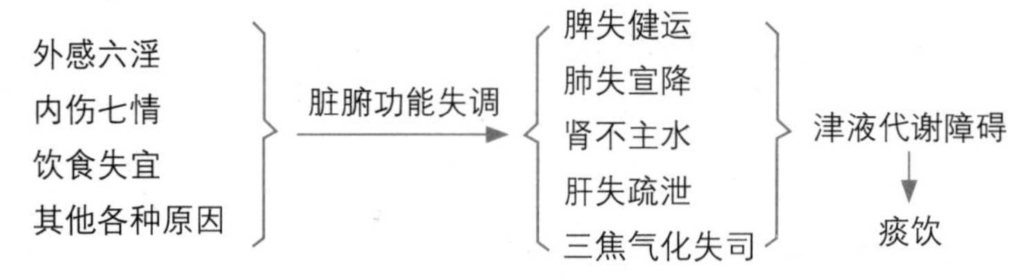


（3）痰饮的致病特点

痰饮的致病特点及临床表现见表6-23。

**表6-23　痰饮的致病特点及临床表现**

| 致病特点 | 释义 | 临床表现 |
| --- | --- | --- |
| 阻滞气血运行 | 痰饮为有形之邪，可随气流行，停滞经络、血脉、脏腑，导致气机不畅，妨碍血行 | 阻滞经络→肢体麻木、屈伸不利，或者痰核（皮下肿起如核的结块）；<br>阻滞血脉→粥样斑块，血中有游离的脂肪、糖类和其他代谢废物；<br>阻滞脏腑→脏腑功能障碍 |
| 影响水液代谢 | 痰饮是人体津液代谢障碍所形成的病理产物，继发影响肺、脾、肾，加重水液代谢障碍 | 水液代谢障碍 |
| 重浊黏滞，病势缠绵 | 痰饮是水湿停聚而成的，具有湿邪致病特点 | 症状黏腻不爽，身体困重，分泌物和排泄物秽浊不清；<br>病程长，易反复，缠绵难愈 |
| 易蒙蔽心神 | 蒙蔽心神，出现神志失常 | 痰迷心窍→胸闷、头晕目眩；<br>痰火扰心→失眠、易怒、发狂 |
| 致病广泛，变幻多端 | 痰饮可随气流窜全身，外则经络、肌肤、筋骨，内则脏腑，无处不在，致病广泛 | 百病皆由痰作祟 |

## 2. 瘀血

（1）概念

瘀血是指体内血液停积而形成的病理产物（图6-27）。包括体内瘀积的离经之血，以及因血液运行不畅，停滞于经脉或脏腑组织内的血液。瘀血既是疾病过程中形成的病理产物，又是具有致病作用的“死血”。

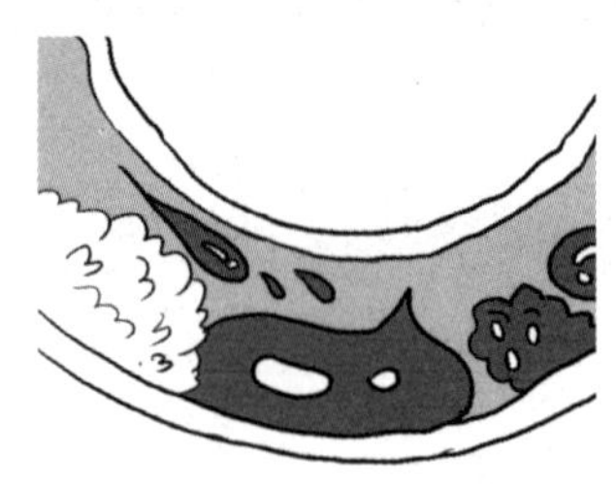

图6-27　瘀血

### （2）瘀血的形成

- 血出致瘀——离经之血
- 气滞致瘀——气为血帅，气行血行，气滞血停
- 因虚致瘀
  - 气虚无力推动血液
  - 气虚无力固摄血液
- 血寒致瘀——寒凝血瘀
- 血热致瘀——煎灼血中津液

### （3）瘀血的致病特点

瘀血的致病特点及临床表现见表6-24。

**表6-24 瘀血的致病特点及临床表现**

| 致病特点 | 释义 | 临床表现 |
| --- | --- | --- |
| 阻滞气机 | 血能载气，瘀血形成，必影响气的运行 | 局部胀痛 |
| 影响血脉运行 | 瘀滞于脉内，或留积于脉外，均可导致局部或全身的血液运行失常 | 瘀血阻滞于心→心脉痹阻，气血运行不畅→胸痹心痛；损伤脉络，血逸脉外，瘀血阻滞于脉道→血色紫暗有块等；瘀血阻滞经脉，气血运行不利，形体官窍瘀阻→口唇、爪甲青紫，皮肤瘀斑，舌有瘀点、瘀斑，脉涩不畅等 |
| 影响新血生成 | 瘀血日久不散，就会严重地影响气血的运行，脏腑失于濡养，功能失常，势必影响新血的生成 | “瘀血不去，新血不生” |
| 病位固定，病证繁多 | 瘀血一旦停滞于某脏腑组织，多难于及时消散，故其致病又具有病位相对固定的特征 | 局部刺痛、固定不移，或癥积肿块形成而久不消散 |
| | 瘀血阻滞的部位不同，形成原因各异，兼邪不同，其病理表现也就不同 | 瘀阻于心，血行不畅则胸闷心痛；瘀阻于肺，则宣降失调，或致脉络破损，可见胸痛、气促、咯血；<br>瘀阻于肝，气机郁滞，经脉瘀滞，可见胁痛、癥积肿块；<br>瘀阻胞宫，经行不畅，可见痛经、闭经、经色紫暗有血块；<br>瘀阻于肢体肌肤，可见肿痛青紫；瘀阻于脑，脑络不通，可致突然昏倒、不省人事，或留有严重的后遗症，如痴呆、语言謇涩等；<br>此外，瘀血阻滞日久，也可化热 |

（4）瘀血致病的病症特点（图6-28）

**出血：**血色紫暗，或夹有血块
**疼痛：**持续性，或刺痛，或为刀割，痛处拒按、固定不移，夜间加剧
**色青紫暗：**青紫为血瘀之色。面色黧黑，口唇及指端紫暗，肌肤甲错，舌色紫暗，或成瘀斑，舌下络脉青紫
**肿块：**外伤瘀血，伤处青紫肿块；瘀血停于体内、四肢，可见局部肿块，位置固定

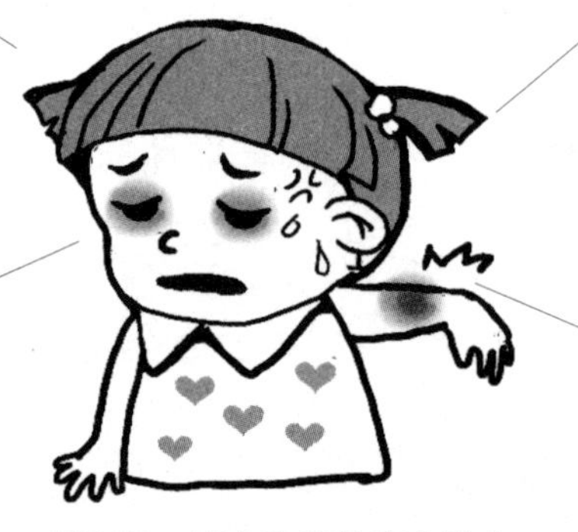

**图6-28　瘀血致病的病症特点**

## 复习与思考

1. 痰饮的基本概念是什么?
2. 痰饮是怎样形成的?
3. 试述痰饮的致病特点。
4. 何谓瘀血? 瘀血是怎样形成的?
5. 试述瘀血的致病特点。
6. 试述瘀血致病的病症特点。

# 第七章 中医病理学基础——发病和病机

教学要求

1. 掌握发病的基本原理。
2. 掌握病机的概念及层次结构。

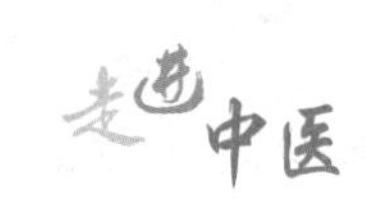

# 任务一 发病机理——正邪博弈

任务情景

我们肯定在一些影片或游戏中看过大军攻城的场景，一般会有哪些结局呢？

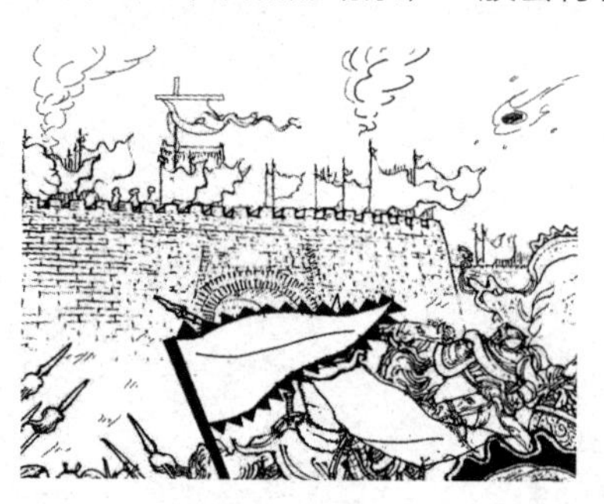

## 1. 正气和邪气的概念（图7-1）

邪气：与正气相对而言，指各种致病因素，如六淫、七情、痰饮、瘀血、外伤等
邪气
正气
正气：与邪气相对而言，即机体正常功能和维护健康的能力，包括自我调节、抵御病邪、康复自愈等

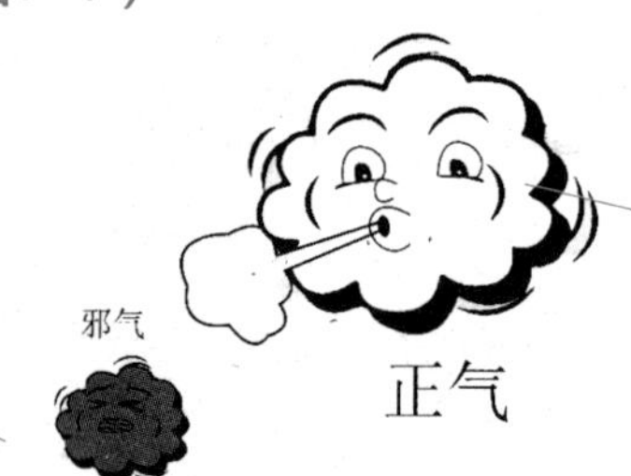

图7-1 正气与邪气

## 2. 邪正斗争与发病

① 正气不足是疾病发生的内在因素。

② 机体感受外邪是发病的重要条件。

③ 正邪斗争的胜负，决定发病与否、病情轻重和预后（表7-1）。

表7-1 正邪斗争与预后

| 正邪斗争 | 结局 |
| --- | --- |
| 正胜邪退 | 不发病，病情轻微易愈 |
| 正不胜邪 | 发病，病情急剧较重 |
| 正邪胶着 | 慢性病 |

复习与思考

1. 什么是正气？什么是邪气？

2. 邪正斗争与发病的关系是什么？

# 任务二 病机

## 1. 病机的概念

病机，指疾病发生、发展及变化的机理。中医认为，疾病的发生、发展和变化是机体在一定条件下，邪气侵袭，机体邪正斗争、正邪博弈，而致阴阳失调、气血失常，出现局部及整体的异常表现。

## 2. 病机的层次结构

疾病发生的机理，有不同的分类方法（图7-2）。

|  |  |
| --- | --- |
| 基本病机 | **最基本的病理反应**，是各种疾病病理变化中**共同性的一般规律**。其内容主要包括邪正盛衰、阴阳失调、精气血津液代谢失常等 |
| 系统病机 | 从脏腑、经络等**某一系统**来研究疾病的发生、发展、变化和结局的基本规律，如脏腑病机、经络病机等 |
| 类病病机 | 研究**某一类疾病**的发生、发展、变化和结局的基本规律，如伤寒六经病机、温病的卫气营血病机和三焦病机等 |
| 疾病病机 | 研究**某一具体疾病**的发生、发展、变化和结局的基本规律，如感冒病的病机、哮喘病的病机、中风病的病机等 |
| 证候病机 | 研究**某一具体证候**的发生、发展、变化和转归的规律，如脾胃湿热证的病机、痰饮蕴肺证的病机、肝气郁结证的病机等 |
| 症状病机 | 研究**某一种症状**的发生、发展、变化的机理，如疼痛的病机、发热的病机、健忘的病机等 |

图 7-2　病机的分类

### 复习与思考

1. 什么是病机？
2. 什么是基本病机？基本病机包括哪些？

# 第八章 中医诊断基础——望诊

## 教学要求

1. 掌握望诊的基本内容。
2. 掌握神的五种类型和变化的一般规律。
3. 熟悉常色、病色的特征及五色主病。
4. 熟悉异常形态、姿态的常见症状及意义。
5. 了解望头面、五官、躯体、四肢的常见异常症状及意义。

首先让我们再回忆一下什么是辨证论治。

大家都喜欢看悬疑侦探剧吧。作为一个侦探，除了有专业知识外，还要懂得从案件的蛛丝马迹中寻查线索，并通过线索的辨识，找到犯罪依据，抓捕犯人。中医诊法就是教大家通过一定的方法，寻找患者表现于外的蛛丝马迹，并通过蛛丝马迹的细微差别，辨识线索，并结合中医基础理论，最终抓到导致疾病的“凶手”。

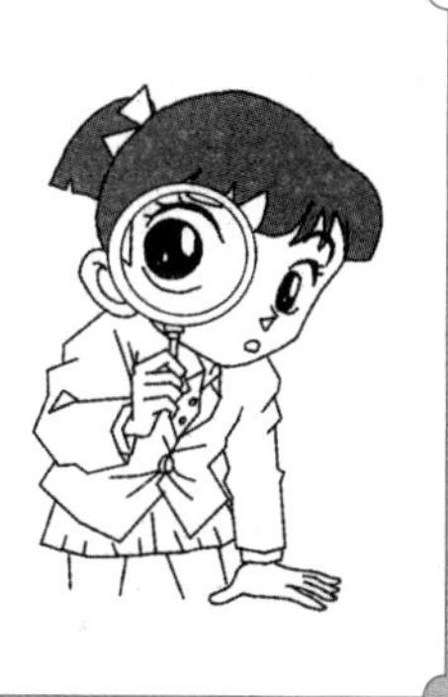

辨证论治是指将四诊收集的资料，通过分析综合，辨别出某种性质的证，根据证的结果以确定治疗原则和方法。

四诊是指望、闻、问、切四种诊察疾病的方法。望、闻、问、切四诊是从不同角度来检查病情和收集患者信息。在临床使用时，为了使我们收集的信息更加准确、全面，一般要四诊合参，才能更好作出诊断。

## 任务一 望诊概论

任务情景

当一个人来到你面前，你第一眼会关注哪些？当你仔细端详某个人的时候，你会从哪些地方进行观察？

望诊（图8-1）是医生运用视觉观察患者的神、色、形、态等变化的诊察方法。此外，舌诊也属于望诊的一部分，此部分内容将单列在第九章。

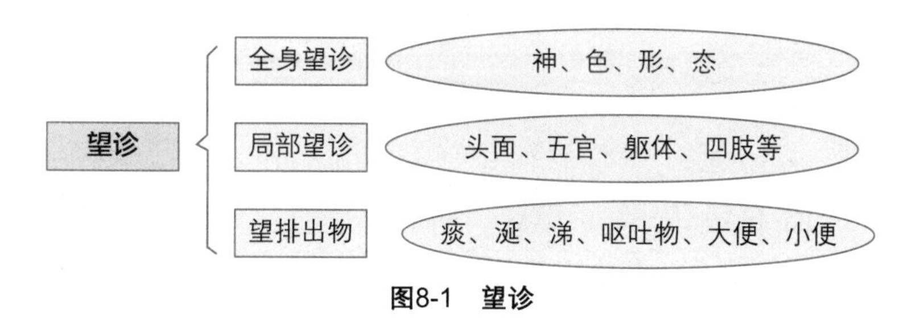


图8-1 望诊

## 任务二 全身望诊

全身望诊是医生在诊察患者时首先对患者的神气（人的生命活动外在表现）、色泽、形体、姿态等整体表现进行扼要的观察，以期对病性的寒热虚实和病情的轻重缓急获得一个总体的印象。

## 1. 望神

### （1）神的分类及判断（表8-1）

表8-1 神的分类及判断

| 项目 | 得神 | 少神 | 失神 | 假神 |
| --- | --- | --- | --- | --- |
| 神情 | 神志清楚 | 精神不振 | 精神萎靡 | 神昏突然转清 |
| 面色 | 面色荣润 | 面色少华 | 面色无华 | 面色晦暗突然颧红如妆 |
| 目光 | 炯炯有神 | 少神 | 呆滞无神 | 呆滞无神突然浮光暴露 |
| 言语 | 表达清楚 | 声低懒言 | 神昏谵语 | 原不能言突然言语不休 |
| 动作 | 动作灵敏 | 动作迟缓 | 大肉尽脱 | 久卧不起忽思活动 |
| 饮食 | 饮食如常 | 食欲减退 | 不欲进食 | 久不能食突欲进食 |
| 临床意义 | 精充气足神旺。正常健康；或者疾病中，正气未伤，轻证 | 正气不足，精气轻度损伤，脏腑功能减退。多见于病情轻、疾病恢复期、素体虚弱者 | 精损气亏神衰。病情严重阶段 | 垂危患者出现精神暂时好转的假象。临终前预兆 |

此外，还有神乱，即神志错乱异常，见于精神疾病。

### （2）神的五种类型变化的一般规律（图8-2）

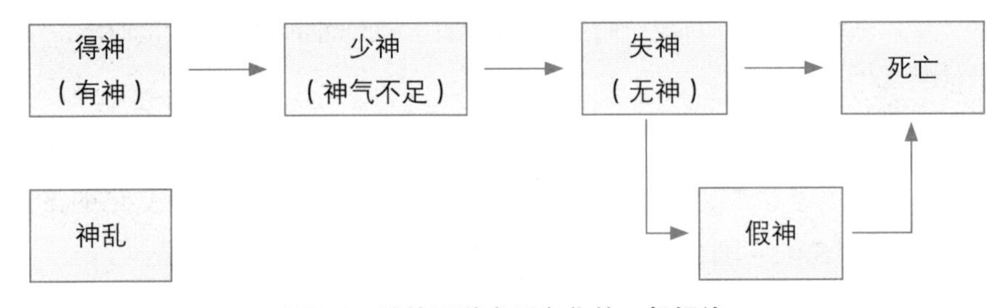


图8-2 神的五种类型变化的一般规律

## 2. 望色

### （1）常色

我国正常人的常色特点是红黄隐隐，明润含蓄。常色有主色、客色之分。其临床意义为人在正常生理状态时面部的色泽，表示人体精神气血津液充盈、脏腑功能正常。

**主色：** 人生来就有的基本面色。
**客色：** 因季节、气候不同而发生正常变化的面色。

（2）病色——五色主病（表8-2）

表8-2 五色主病

| 五色 | 主证 | |
|---|---|---|
| 白 | 虚证，寒证，失血 | |
| 赤 | 热证 | |
| 黄 | 脾虚，湿证 | |
| 青 | 寒证，血瘀，痛证 | 气滞，惊风 |
| 黑 | | 肾虚，水饮 |

（3）面部脏腑分属

根据中医学理论，面部不同区域与人体各脏腑存在一定的相应性（图8-3）。

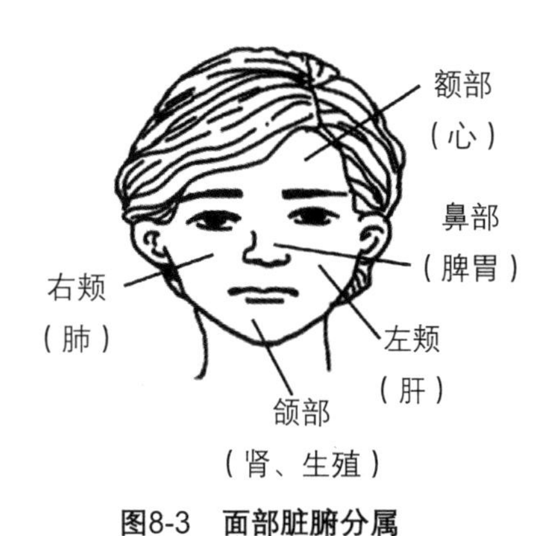


图8-3 面部脏腑分属

3. 望形

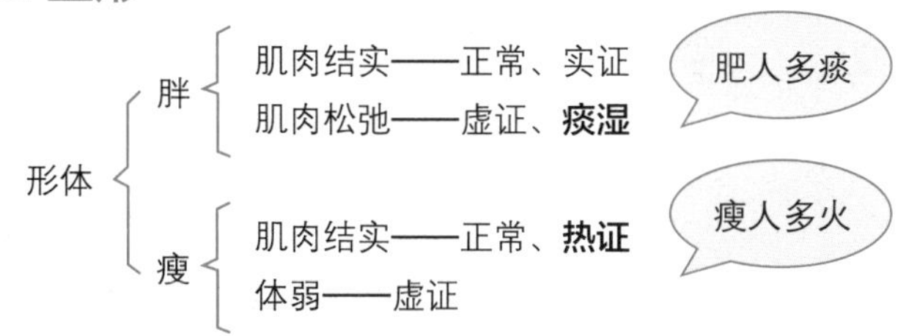


4. 望态

望态的总原则：凡动者、强者、仰者、伸者，多属阳证、热证、实证；凡静者、弱者、俯者、屈者，多属阴证、寒证、虚证。

## 任务三 局部望诊

1. 望头

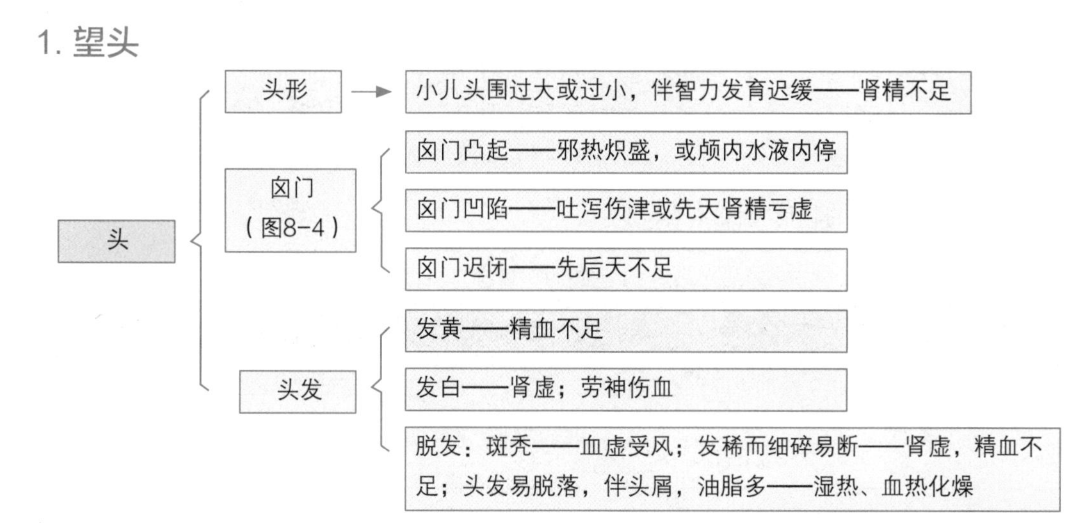

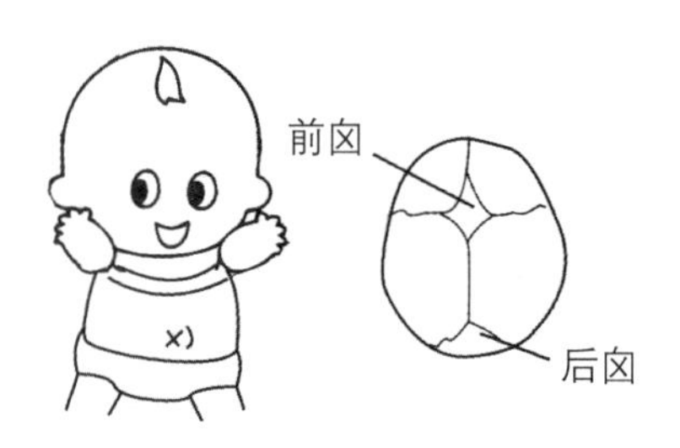


图8-4　囟门

## 2. 望面

### （1）面肿

面部浮肿，多见于水肿病，是全身水肿的一部分。

- 阳水：起病迅速，眼睑头面先肿（肺失宣降）
- 阴水：起病较慢，先下肢、腹部肿，后波及头面（脾肾阳虚）

### （2）抱头火丹

抱头火丹表现为头面皮肤焮红肿胀，色如涂丹，压之褪色，伴有疼痛，由风热火毒上攻所致。

### （3）大头瘟

大头瘟表现为头肿大如斗，面目肿盛，目不能开，由天行时疫，毒火上攻所致。

### （4）口眼㖞斜

口眼㖞斜由风邪中络，或络脉空虚、风痰痹阻所致（图8-5）。

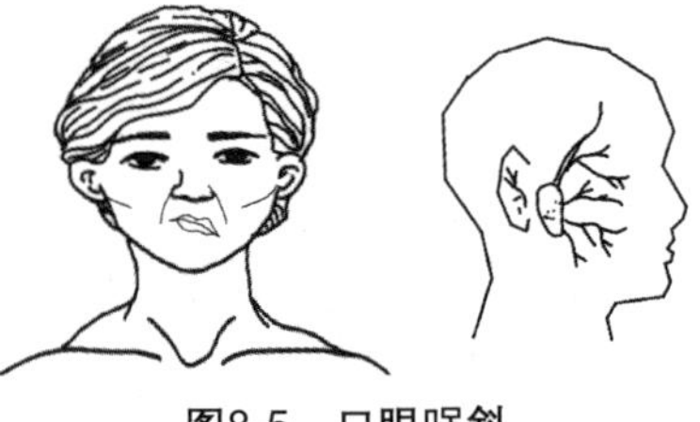

图8-5　口眼㖞斜

## 3. 望五官

### （1）望目

古人将目的不同部位分属于五脏，形成“五轮学说”，即瞳孔属肾，称为水轮；黑睛属肝，称为风轮；两眦血络属心，称为血轮；白睛属肺，称为气轮；眼睑属脾，称为肉轮（图8-6）。观察目的形色变化，具有相应的临床意义（表8-3）。

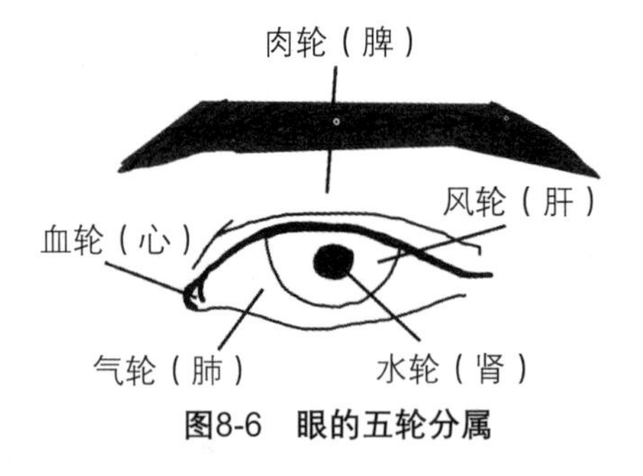


图8-6　眼的五轮分属

表8-3　望目

| 部位 | 临床表现 | 临床意义 |
| --- | --- | --- |
| 气轮（结膜） | 白 | 正常 |
| | 发黄 | 黄疸，湿热 |
| | 充血，发红 | 风热 |

续表

| 部位 | 临床表现 | 临床意义 |
| --- | --- | --- |
| 风轮（角膜） | 清明 | 正常 |
| | 混浊 | 湿热 |
| 血轮（目眦） | 红 | 热证 |
| | 淡白 | 血虚 |
| 肉轮（眼睑） | 浮肿 | 水湿 |
| | 针眼 | 风热，肝火 |
| | 下垂 | 先天不足，脾虚 |
| 眼周 | 黑眼圈 | 瘀血 |
| | 目眵黄黏 | 湿热 |
| | 迎风流泪 | 肝经风热 |
| | 眼球突出 | 甲状腺功能亢进 |
| | 眼窝凹陷 | 津伤 |
| 眼位 | 正视 | 正常 |
| | 斜视，眼睛上吊 | 肝风 |

（2）望耳（表8-4）

**表8-4 望耳**

| 临床表现 | 临床意义 |
| --- | --- |
| 耳朵颜色的变化 | 正常耳朵颜色为肤色透红；异常者同五色主病 |
| 耳轮甲错 | 久病瘀血 |
| 耳内流脓 | 肝胆湿热 |

（3）望鼻（表8-5）

**表8-5 望鼻**

| 临床表现 | 临床意义 |
| --- | --- |
| 鼻子颜色的变化 | 正常鼻子的颜色为肤色；异常者同五色主病 |
| 酒渣鼻 | 肺胃蕴热，血壅脉络 |
| 鼻涕清稀 | 寒 |
| 鼻涕稠厚 | 热 |

（4）望口唇（表8-6）

**表8-6 望口唇**

| 临床表现 | 临床意义 |
| --- | --- |
| 口唇颜色变化 | 正常口唇颜色为淡红色；异常者同五色主病 |

续表

| 临床表现 | 临床意义 |
| --- | --- |
| 口角流涎 | 脾虚湿盛，胃热 |
| 口腔溃疡 | 心脾积热，或阴虚火旺 |

（5）望咽喉（表8-7）

表8-7　望咽喉

| 临床表现 | 临床意义 |
| --- | --- |
| 咽喉两侧红肿而痛（乳蛾） | 肺胃积热 |
| 咽喉红肿溃烂，有黄白腐点 | 热毒壅盛 |
| 咽喉鲜红娇嫩，肿痛不甚 | 阴虚火旺 |
| 咽喉色淡红不肿，久久不愈 | 虚火上浮 |

## 任务四　望排出物

排出物及其特征及临床意义见表8-8。

表8-8　排出物及其特征及临床意义

| 排出物 | 特征 | 临床意义 |
| --- | --- | --- |
| 痰 | 痰黄黏稠 | 热痰 |
| | 痰白清稀 | 寒痰 |
| | 痰少而黏，难以咳出 | 燥痰 |
| | 痰白量多，易于咳出 | 湿痰 |
| | 痰中带血 | 肺阴亏虚或热邪犯肺 |
| 涎 | 涎清量多 | 脾胃虚寒 |
| | 涎黏泛甜 | 脾胃湿热 |
| 涕 | 鼻塞，流清涕 | 外感风寒 |
| | 鼻塞，流涕、色黄而黏稠 | 外感风热 |
| | 鼻涕黄而少，夹有血丝 | 外感风燥 |
| | 阵发性清涕量多，伴鼻痒，喷嚏频作 | 肺气虚，风邪上犯 |
| | 久流浊涕，量多、质稠、味臭 | 湿热蕴结或外感风热 |
| 呕吐物 | 呕吐物清稀无酸臭 | 寒呕 |
| | 呕吐物酸臭秽浊 | 热呕 |
| | 呕吐痰涎清水，胃有振水声 | 痰饮内阻于胃 |
| | 呕吐未消化食物，酸腐味臭 | 食积 |
| | 呕吐黄绿苦水 | 肝胆郁热或肝胆湿热犯胃 |
| | 呕吐鲜血或血色紫暗、有块，夹杂食物残渣 | 胃有积热或肝火伤络，或素有瘀血 |

续表

| 排出物 | 特征 | 临床意义 |
| --- | --- | --- |
| 大便 | 大便清稀水样 | 寒湿 |
| | 大便清稀，完谷不化，或如鸭溏 | 脾虚 |
| | 大便色黄、味臭 | 热泻 |
| | 大便如黏冻，夹有脓血 | 湿热蕴结大肠的痢疾 |
| | 大便色灰白 | 黄疸 |
| | 大便燥结 | 实热 |
| | 大便干结如羊屎，排出困难 | 阴血不足 |
| | 大便黑如柏油 | 胃络出血 |
| | 大便带血，先血后便，血色鲜红 | 近血，多见于痔疮、肛裂出血 |
| | 大便出血，先便后血，血色紫暗或紫黑 | 远血，肝胃郁热、脾胃虚寒或血瘀日久 |
| 小便 | 小便清长量多，伴有形寒肢冷 | 寒证 |
| | 小便短少，伴尿道灼热疼痛 | 热证 |
| | 尿浑浊如膏脂 | 脾肾亏虚、精失固摄或湿热蕴结膀胱 |
| | 尿有砂石 | 湿热蕴结，炼液成石 |
| | 尿血 | 气虚不摄，下焦热盛，热伤血络 |

## 复习与思考

1. 全身望诊包括哪些？
2. 怎么判断得神、少神、失神、假神和神乱？
3. 五色主病的内容是什么？
4. 面部脏腑分属是怎样的？
5. 简述眼目“五轮学说”的内容。
6. 咽喉的病证有哪些？其临床意义是什么？

# 第九章 中医诊断基础——舌诊

教学要求

1. 掌握舌诊的方法、正常舌象。
2. 了解舌的形态结构、舌诊原理。
3. 熟悉舌质的特征及临床意义。
4. 熟悉舌苔的特征及临床意义。

# | 任务一 | 舌诊概论

> **任务情景**
>
> 伸出你的舌头，你看到了什么？把它画下来。

舌诊，又称望舌，是中医体系中一种独特的诊断方法。中医学认为，舌与内脏有着密切的联系，观察舌象的变化，有助于辨别疾病，分析疾病的病机变化，评价临床治疗的效果。

## 1. 舌的结构

舌是由横纹肌组成的肌性器官，位于口腔内。舌有舌质、舌苔、舌系带、舌下络脉等组织结构（图9-1）。

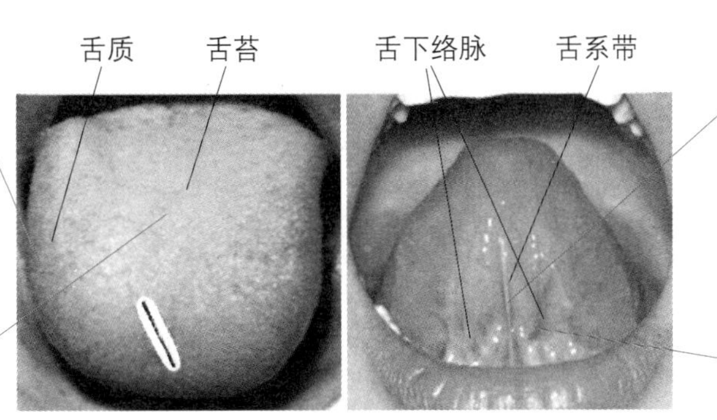


**图9-1　舌的组织结构（见彩图）**

## 2. 舌面的脏腑分区

舌面的脏腑分区见图9-2。

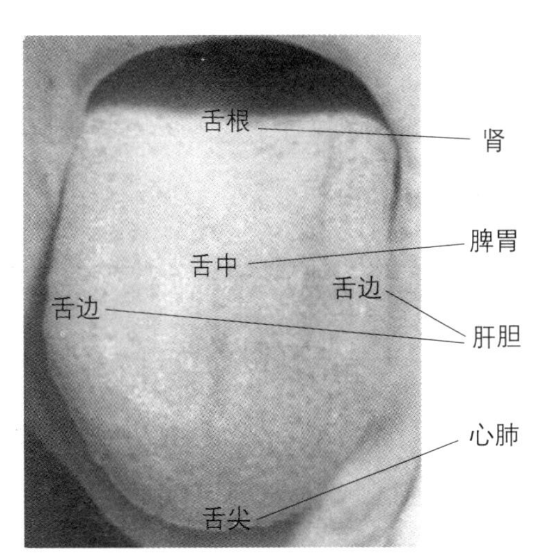


**图9-2　舌面的脏腑分区（见彩图）**

## 3. 舌诊的方法

面向光源（自然光），让患者自然地将舌伸出口外，舌尖略向下，平展两侧即可。但要避免让患者伸舌过久。看舌下络脉时，要注意让患者上顶时不要用力太过或用上齿压舌。

> 望舌的技巧
>
> ① 望舌的顺序：舌尖—舌中、舌边—舌根。
>
> ② 先看舌质，再察舌苔，最后看舌下络脉，分析合参。

### 4. 舌诊的内容

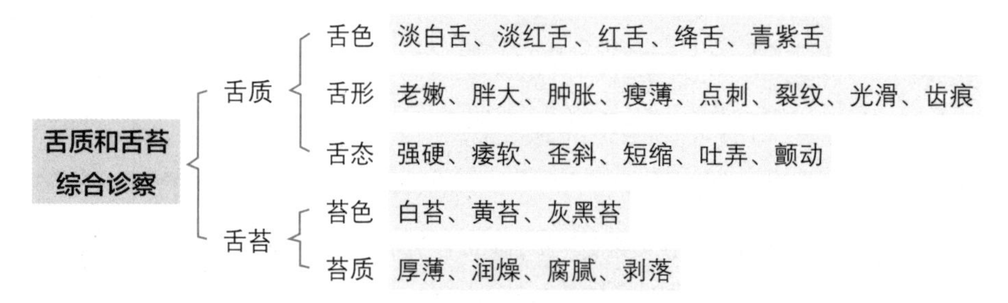


### 5. 舌诊的注意事项

舌诊的注意事项见表9-1。

**表9-1 舌诊的注意事项**

| 注意事项 | 具体内容 |
|---|---|
| 光线 | 光线的强弱与色调，对颜色的影响极大。望舌应以白天充足而柔和的自然光线为佳，或以日光灯为好 |
| 饮食或药物 | 过冷过热的饮食及刺激性食物可使舌色发生改变。进食某些食物会导致舌苔染色 |
| 口腔对舌象的影响 | 牙齿残缺可造成同侧舌苔偏厚；镶牙可以使舌边留有齿痕；睡觉时张口呼吸者，可以使舌苔增厚等；刮舌、揩舌会使舌苔变薄 |

### 6. 正常舌的特点

舌淡红，苔薄白，舌体大小适中，柔软，活动自如。

## 任务二 望舌质

### 1. 望舌色

常见舌色有淡白、淡红、红、绛、青紫五种（图9-3）。

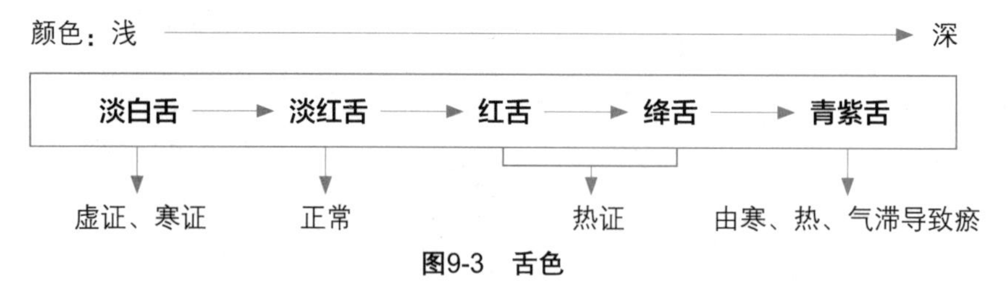


图9-3 舌色

### 2. 望舌形

常见舌形有老嫩、胖大、肿胀、瘦薄、点刺（表9-2）、裂纹、光滑、齿痕（图9-4~图9-9）。

表9-2 点刺舌的表现及临床意义

| 舌形 | 表现 | 临床意义 |
|---|---|---|
| 点 | 鼓起于舌面的红色、白色、或黑色星点 | 总属邪热亢盛。邪热的轻重与点刺的数量成正比；根据芒刺出现的部位，还可分辨热在何脏，如舌尖芒刺为心火亢盛 |
| 刺 | 舌面上的软刺及颗粒，不仅增大，并逐渐形成尖锋，高起如刺，摸之棘手 | |

**老舌：**舌质纹理粗糙，形色坚敛苍老，属实证

**嫩舌：**舌质纹理细腻，形色浮胖娇嫩，属虚证

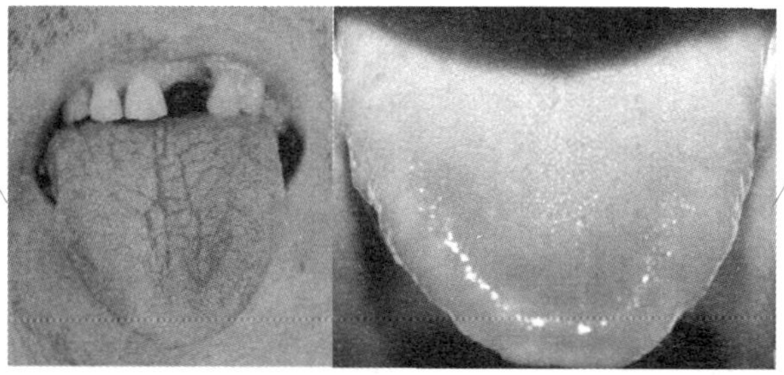

图9-4 老嫩舌（见彩图）

**胖大舌：**舌体较正常舌为大，伸舌满口属水湿痰饮阻滞

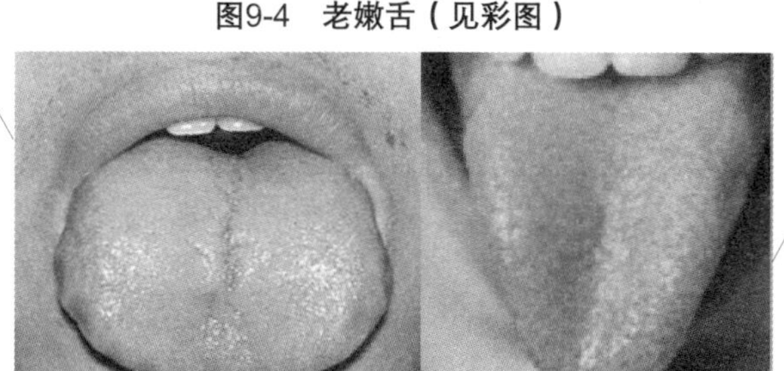

**瘦薄舌：**舌体瘦小而薄。色淡瘦薄，属气血虚；色绛红瘦薄，属阴虚火旺

图9-5 胖瘦舌（见彩图）

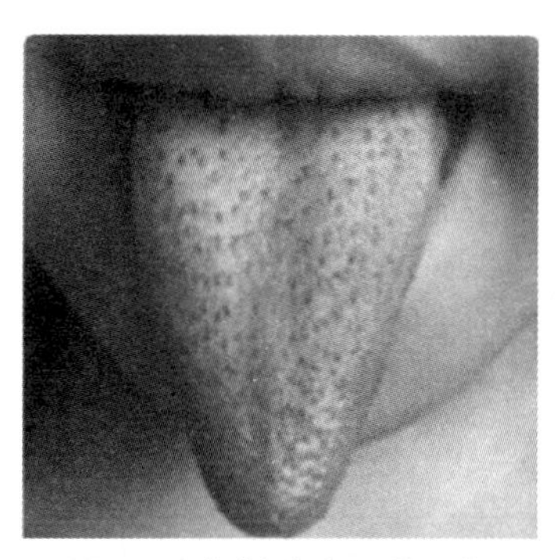

图9-6 点刺舌（见彩图）

**裂纹舌：**舌面上有多少不等、深浅不一、各种形态明显的裂沟，称裂纹舌。舌红而有裂纹，属热盛津液不足；舌淡白胖嫩，边有齿痕而又有裂纹者，则属脾虚湿浸

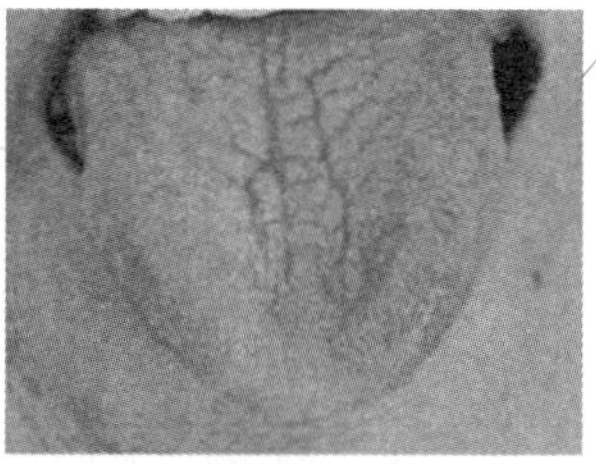

图9-7 裂纹舌（见彩图）

**齿痕舌：**舌体边缘见牙齿的痕迹，称为齿痕舌或齿印舌。常与胖大舌同见，属脾虚湿盛

**光滑舌：**舌面光洁如镜，光滑无苔，又称“镜面舌”“光莹舌”，属胃阴枯竭，胃气大伤

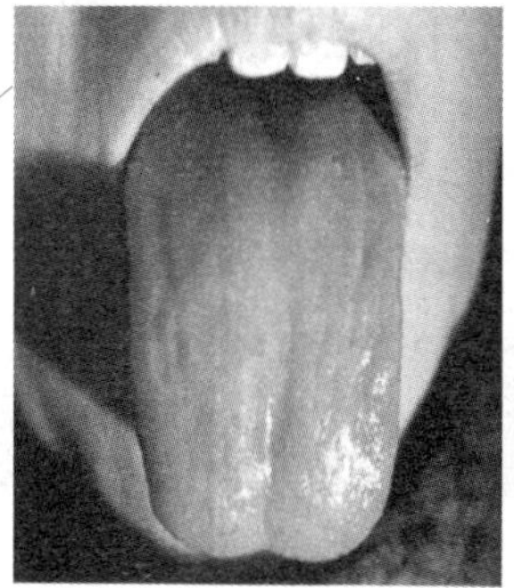

图9-8 光滑舌（见彩图）

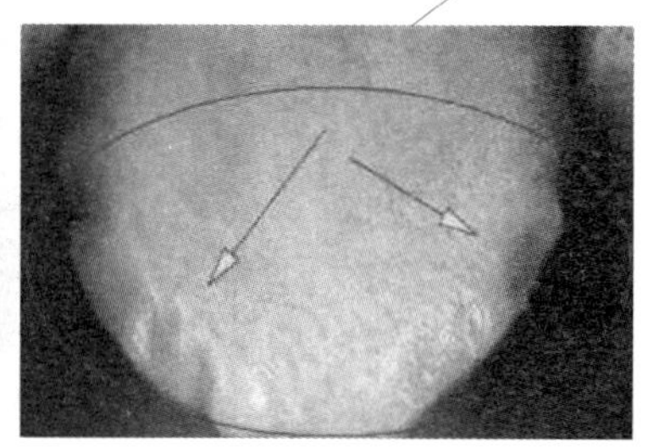

图9-9 齿痕舌（见彩图）

### 3. 望舌态

见表9-3。

**表9-3 望舌态**

| 舌态 | 临床表现 | 临床意义 |
|---|---|---|
| 强硬 | 舌体板硬强直，运动不灵，以致语言謇涩 | 热入心包；高热伤津；痰浊内阻；中风或中风先兆 |
| 痿软 | 舌体软弱，无力屈伸，痿废不灵 | 气血俱虚；热灼津伤；阴亏已极 |
| 歪斜 | 舌体偏于一侧 | 中风或中风先兆 |
| 短缩 | 舌体紧缩不能伸长 | 危重证候 |
| 吐弄 | 舌伸出口外者为“吐舌”；舌微露出口，立即收回，或舐口唇上下左右，掉动不停，称为“弄舌” | 心脾有热 |
| 颤动 | 舌体震颤抖动，不能自主 | 虚损、动风 |

## 任务三 望舌苔

### 1. 望苔色

舌苔颜色可以分为白苔、黄苔和灰黑苔三种（图9-10）。

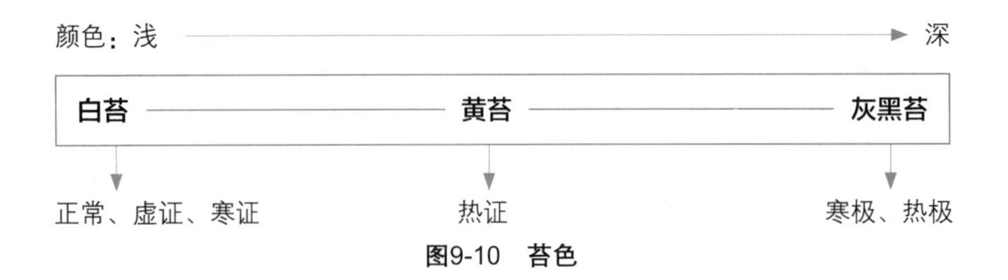


**图9-10 苔色**

### 2.望苔质

常见苔质有厚薄、润燥、腐腻、剥落（图9-11~图9-14）。

**薄苔：**透过舌苔能隐约地看到舌质。主病浅轻，正气未伤，邪气不盛；主外感表证，或内伤轻病

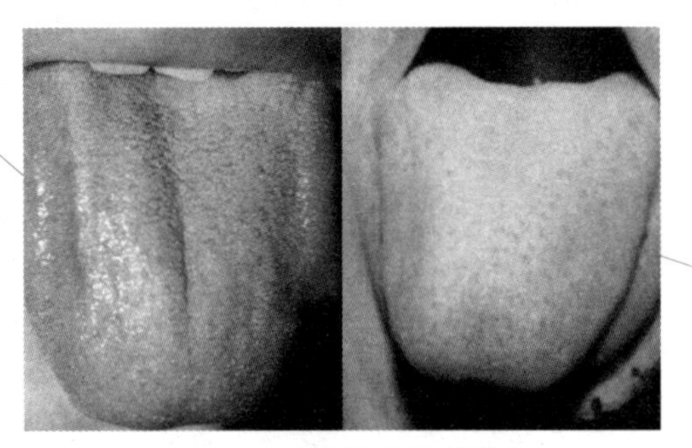

**厚苔：**透过舌苔不能隐约地看到舌质。主邪盛入里，或内有痰饮湿食积滞

**图9-11 厚薄苔（见彩图）**

**润苔：**舌面润泽有津。主正常、病中津液未伤

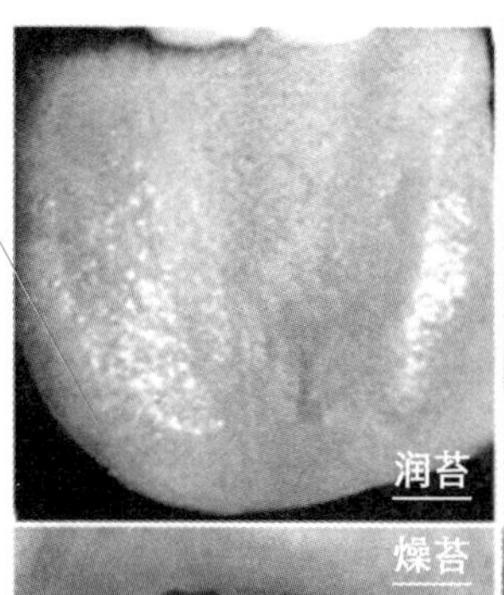


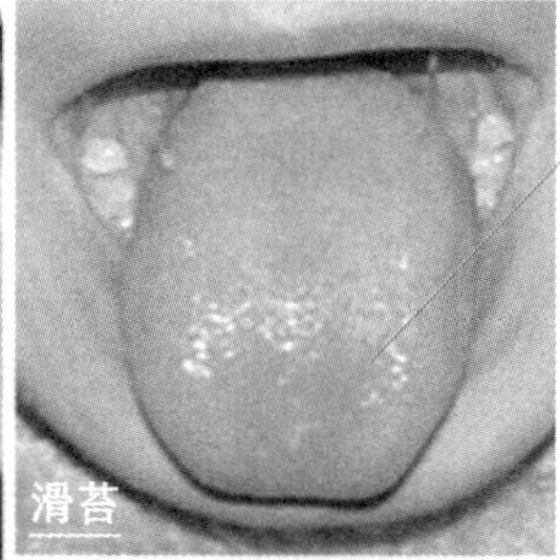


**滑苔：**舌苔水分过多。主阳虚、痰饮水湿内停

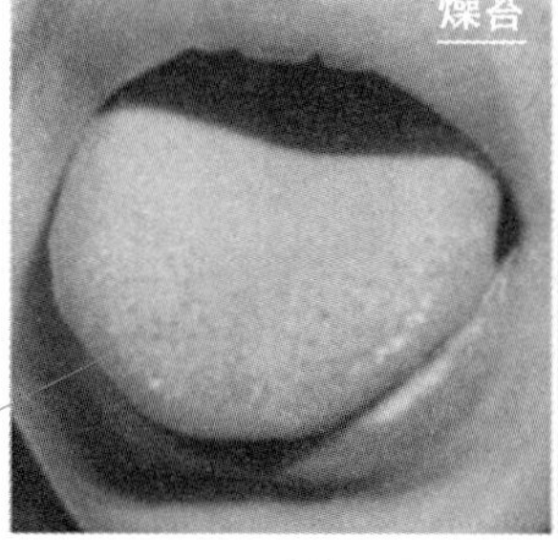




**燥苔：**舌苔干燥少津。主热盛伤津

**糙苔：**舌苔粗糙如沙石。主热灼津伤之重证

图9-12　润燥苔（见彩图）

**腻苔：**苔质颗粒细腻致密，融合成片，紧贴于舌面，揩之不去，刮之不易脱落。主湿浊内蕴

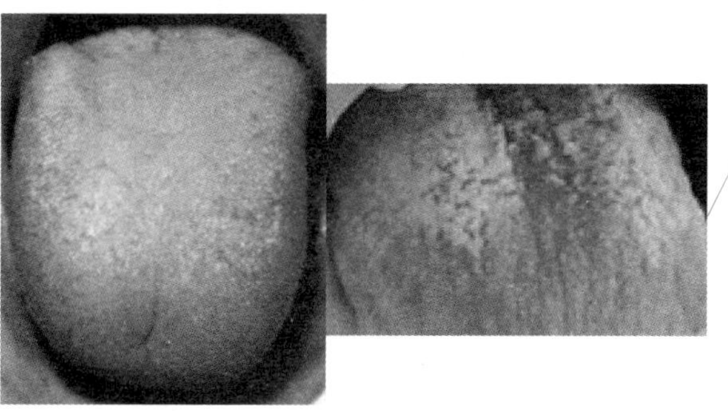

**腐苔：**苔质颗粒疏松，粗大而厚，如豆腐渣堆铺舌面，揩之可去，刮之易脱落。主湿热、痰热

图9-13　腐腻苔（见彩图）

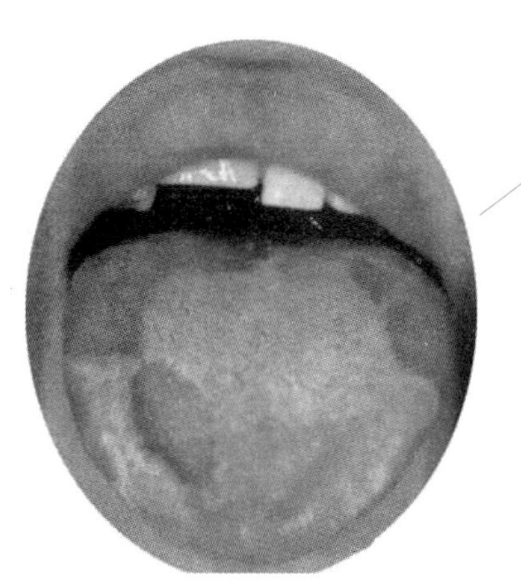

舌面本有舌苔，疾病过程中舌苔全部或者部分脱落，脱落处光滑无苔而见舌质。为全身虚弱的一种征象

图9-14　剥落苔（见彩图）

## 拓展内容

舌下络脉如图9-15所示。

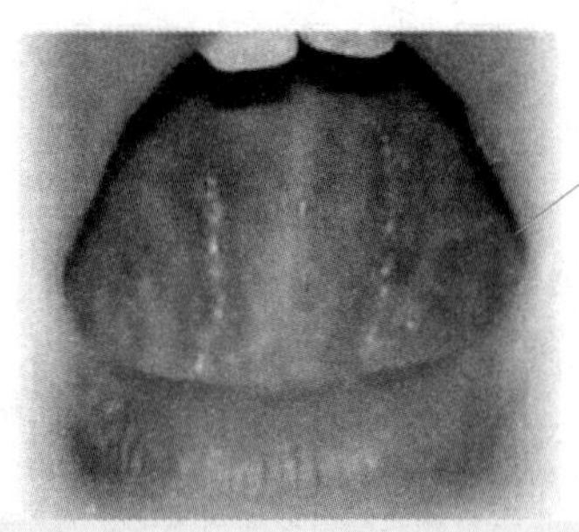


图9-15 舌下络脉（见彩图）

## 复习与思考

1. 正常舌是什么样的？
2. 舌的脏腑分区是怎样的？
3. 舌质的颜色有哪些？各自的临床意义是什么？
4. 舌苔的颜色有哪些？各自的临床意义是什么？
5. 临床舌诊，多采用舌质和舌苔相结合的方法，根据所学，完成表格（表9-4）。

表9-4 舌诊临床意义

| 舌质 | 舌苔 | 临床意义 |
| --- | --- | --- |
| 舌淡红 | 苔薄白 | |
| | 苔白腻 | |
| | 苔黄腻 | |
| 舌红 | 苔白而干燥 | |
| | 苔薄黄少津 | |
| | 苔黄腻 | |
| 舌绛 | 苔焦黄干燥 | |
| | 苔黑而干燥 | |
| | 无苔 | |
| 舌淡白 | 苔薄白 | |
| | 苔白腻 | |
| | 苔白厚 | |

# 第十章 中医诊断基础——闻诊

## 教学要求

1. 掌握如何通过听声音的异常来判断其临床意义。
2. 熟悉如何通过嗅气味的异常来判断其临床意义。

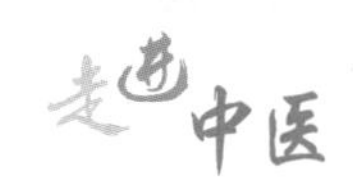

任务情景

什么叫闻？你觉得闻可以诊断疾病吗？能举出一些例子吗？

闻诊是通过听声音和嗅气味以测知患者疾病的诊察方法。听声音是听辨患者在病变过程中的各种声响；嗅气味是嗅患者体内所发出的各种气味。

## 任务一 听声音

### 1. 发声

#### （1）正常发声的特点

**发声自然，声调和谐，柔和圆润，语言流畅，应答自如，言与意符**

#### （2）注意正常发声的生理差异

| | |
|---|---|
| 性别 | 一般男性多声低而浊，女性多声高而清，属生理现象 |
| 年龄 | 儿童稚阴稚阳之体，声音尖利清脆；老年人精气渐衰，脏腑功能渐弱，发声质浑厚而低沉；青壮年气血充盛，脏腑功能较强，发声则洪亮清晰 |
| 情志 | 语声与情感变化密切相关，如喜时发声欢悦而和畅，怒时发声忿厉而急疾，悲哀发声悲惨而断续，敬则发声正直而严肃，爱则发声温柔而和悦 |
| 先天禀赋 | 由于先天禀赋的差异，语声可有较大的差别。如先天性声音嘶哑、男声似女声的表现等 |

#### （3）常见病理发声（表10-1）

表10-1 常见病理发声

| 类型 | 特征 | 临床意义 |
|---|---|---|
| 重浊 | 发声沉闷不清晰，似鼻音 | 外感风寒或湿浊阻滞致肺气不宣，鼻窍不利 |
| 音哑与失音 | 声调低而嘶哑者为音哑；言而无声者为失音 | 新病多实（金实不鸣）：外感风寒或风热，或痰浊壅肺，肺失清肃。<br>久病多虚（金破不鸣）：精气内伤，肺肾阴虚，虚火灼肺，或肺气不足，发音无力 |
| 呻吟 | 因痛苦而发出的声音 | 声高亢有力——实痛，剧痛；<br>声低微无力——久病，虚证 |

续表

| 类型 | 特征 | 临床意义 |
|---|---|---|
| 惊呼 | 突然发出的惊叫声 | 成人——剧痛、惊恐、精神失常；<br>小儿——惊风、惊恐、脘腹疼痛、食积、虫积 |

## 2. 语言

语言主要是分辨患者语言表达能力和应答能力有无异常，吐字是否清晰等。语言的异常主要是心神的病变（表10-2）。

**表10-2　异常语言**

| 语言 | 特征 | 临床意义 |
|---|---|---|
| 谵语 | 神志不清，语无伦次，声高有力 | 实证——热扰心神 |
| 郑声 | 神志不清，语言重复，时断时续，语言低弱模糊 | 虚证——心气大伤，神无所依 |
| 独语 | 自言自语，喃喃不休，见人语止 | 虚——心之气血不足，心神失养；<br>实——痰浊内盛，上蒙心窍 |
| 错语 | 语言错乱，语后自知言错 | 虚——久病体虚或老年体衰；<br>实——痰湿、瘀血、气滞阻遏心窍 |
| 狂言 | 精神错乱，语无伦次，狂躁妄言 | 痰火扰心，肝胆郁火 |

## 3. 呼吸（表10-3）

**表10-3　呼吸**

| 呼吸 | 特征 | 临床意义 |
|---|---|---|
| 喘 | 呼吸急促困难，甚至张口抬肩、鼻翼扇动 | 实——外邪袭肺或痰浊阻肺；<br>虚——肺气阴两虚，或肾不纳气 |
| 哮 | 呼吸急促，喉中痰鸣如哨 | 痰伏于肺，每因外感、饮食、情志、劳倦等而引触 |
| 少气 | 呼吸微弱，短而声低，不足以息 | 气虚不足 |
| 气短 | 呼吸短促，不相接续 | 虚——肺气不足；<br>实——气滞、痰饮、胃肠积滞 |

## 4. 咳嗽

咳嗽是肺系疾病中最常见的症状，为肺失肃降，肺气上逆的表现。咳是有声无痰，嗽是有痰无声。

- 咳声重浊有力，起病急，病程短——实证——外感咳嗽
- 咳声低微无力，起病缓慢，病程较长或反复发作——虚证——内伤咳嗽

## 5. 呕吐、嗳气、呃逆

呕吐、嗳气、呃逆均为胃气上逆所致（表10-4）。

表10-4 辨呕吐、嗳气、呃逆

| 名称 | 临床表现 | 特征 | 临床意义 |
|---|---|---|---|
| 呕吐 | 胃内容物上逆，经口而出 | 呕声微弱，吐势徐缓，吐物成清水痰涎 | 虚证、寒证 |
| | | 呕声响亮，吐势徐缓，吐物成黏痰黄水，或酸或苦 | 实证、热证 |
| 呃逆 | 胃气上逆，从咽喉发出的一种不由自主的冲击声，声短而频，呃呃作响 | 呃声高亢，音响有力 | 实证、热证、寒证 |
| | | 呃声低沉，气弱无力 | 虚证 |
| 嗳气 | 胃中气体上逆出咽喉时发出的长而缓的声音 | 声低弱无力，兼纳呆食少 | 虚证（脾胃虚弱） |
| | | 声高亢有力，嗳后腹满得减 | 实证（食滞，肝气犯胃） |

### 6. 太息

患者自觉胸中憋闷而长吁短叹的一种表现，又称“叹息”。多由情志不遂，肝气郁结所致。

## 任务二 嗅气味

### 1. 身体之气味（表10-5）

表10-5 身体之气味

| 气味 | 特征 | 临床意义 |
|---|---|---|
| 口气 | 臭秽 | 胃热，或见于龋齿或口腔不洁 |
| | 酸馊 | 胃肠积热 |
| 汗气 | 腥膻 | 风湿热邪久蕴皮肤 |
| | 臭秽 | 火热炽盛 |
| | 腋下随汗散发阵阵臊臭 | 狐臭 |
| 排出物气味 | 味重，色浊 | 实证 |
| | 味淡，色浅 | 虚证 |

### 2. 病室之气味（表10-6）

表10-6 病室之气味

| 病室之气 | 临床意义 |
|---|---|
| 血腥味 | 失血证 |
| 腐臭气味 | 溃疡、疮疡 |
| 尿臊味 | 水肿病晚期 |

续表

| 病室之气 | 临床意义 |
| --- | --- |
| 烂苹果味 | 消渴病 |
| 蒜臭味 | 有机磷农药中毒 |

## 复习与思考

1. 如何判断语声的寒热虚实性质？
2. 呕吐、嗳气、呃逆与太息在特征和意义方面有什么不同？
3. 尿臊气、烂苹果味的临床意义是什么？

# 第十一章 中医诊断基础——问诊

**教学要求**

1. 掌握问诊的方法。
2. 熟悉问诊的基本内容。
3. 掌握现在症的内容、特点、临床表现和临床意义。

**知识链接**

《难经·六十一难》"望而知之谓之神，闻而知之谓之圣，问而知之谓之工，切而知之谓之巧。"

问诊是医生有目的地询问患者及其家属，了解疾病发生、发展、治疗过程、现在症状以及其他相关情况的诊法。

## 任务一 问诊的基本方法和内容

问诊是医生与患者沟通的重要方式。在问诊的时候，医生既要全面问诊，尽可能客观、详细地获得患者病情资料并作好记录，又要懂得分析判断患者所提供的各种信息，初步概括出当前病情的主要矛盾可能有哪些，进而结合其他诊察手段进行逐步核实、排除。问诊应以主诉为中心展开，医生在问诊时，除了可按照一定的顺序进行询问之外，还应当充分发挥自己的主观能动性，以辨证思维指导问诊。

医生还要注意自己对患者的亲和力，视情况进行一些问诊前的交流，使用聊天的语气，语言口语化，避免审问式的询问；在语气、态度方面做到和蔼、认真，问诊时要细心、耐心；在患者讲述的时候注意倾听，注意患者的感受和心理状态变化，把握好问诊的方向，以免离题太远；注意要帮助患者提高战胜疾病、克服困难的信心，避免给患者带来不良刺激。

问诊的内容可以概括为一般情况、主诉、现病史、既往史、个人生活史和家族史（表11-1）。

表11-1 问诊的内容

| 项目 | 具体内容 |
| --- | --- |
| 一般情况 | 姓名、性别、年龄、住址、联系方式等 |
| 主诉 | 患者就诊时最主要的症状、体征，持续时间 |
| 现病史 | 发病情况、病变过程、诊治经过及现在症 |
| 既往史 | 患者平素身体健康情况和过去患病情况 |
| 个人生活史 | 患者的生活经历、饮食起居、精神神志及婚育情况 |
| 家族史 | 患者直系亲属或者血缘较近的旁系亲属的患病情况，是否有传染病或遗传病 |

**任务情景**

大家可以两人一组，模拟问诊现场，完成这份中医问诊单（表11-2）。

**表11-2　中医问诊单**

| 中医问诊单 | | | |
|---|---|---|---|
| 问诊时间：　　年　月　日 | 姓名： | 年龄： | 性别： |
| 住址： | 联系方式： | | |
| 血压：　　/　　mmHg | | 身高：　cm | 体重：　kg |
| 主诉（现有最主要迫切不适及症状） | | | |
| 现病史（起病情况，病变过程，诊治经过） | | | |
| 现在症 | | | |

**（一）身体感觉寒的情况**

- 恶寒：近火、加衣被不能缓其寒
- 畏寒：近火、加衣被可缓其寒
- 恶风：吹风就很不舒服
- 冬天特别怕冷
- 冬季睡时双足不暖（睡前需用热水泡脚后可慢慢转暖）
- 冬季睡时整夜双足不暖（需厚被或电热器）

增加特别描述：______________

**（二）发热及身体感觉热的情况**

- 体温升高至____℃
- 体温不高自觉热感
- 午后或入夜自觉热感
- 发热以下午为甚
- 五心烦热
- 夏天特别怕热
- 夏天不怕热
- 寒热往来
- 高热不退
- 低热持续

增加特别描述：______________

**（三）汗出情况**

- 平时易汗出，活动后尤甚
- 平时不出汗
- 睡时汗出
- 醒后汗出
- 但头汗出
- 手足心汗出
- 半身汗出（上下？左右？）
- 正常

增加特别的描述：______________

续表

| 中医问诊单 | |
|---|---|
| **（四）疼痛**<br>a.疼痛的部位：<br>·头顶<br>·头左侧<br>·头右侧<br>·前额部<br>·头后部<br>·胸骨后痛<br>·左肋痛<br>·右肋痛<br>·双肋痛<br>·上腹部（左，中，右）<br>·下腹部（左，中，右）<br>·腰（左，中，右，双）<br>·四肢关节（注明哪一个）<br>·周身痛<br>增加特别的描述：________ | b.疼痛的性质：<br>·胀痛<br>·刺痛<br>·冷痛<br>·灼痛<br>·隐痛<br>·绞痛<br>·重痛<br>·空痛<br>·酸痛<br>·固定痛<br>·走窜痛<br><br>增加特别的描述：________ |
| **（五）头部及心胸感觉**<br>·头晕目眩<br>·胸闷<br>·心悸<br><br>增加特别的描述：________ | **（六）耳目**<br>·视物模糊<br>·眼睛干涩<br>·眼睛疼痛<br>·近视及度数（左____/右____）<br>·听力正常<br>·听力下降(左/右)<br>·耳鸣（左/右，蝉鸣/电磁波，持续/简短，声高尖/声沉闷）<br>·耳聋（左/右）<br><br>增加特别的描述：________ |
| **（七）胃部感觉**<br>·胃痛<br>·胃胀<br>·泛酸<br>·打嗝<br>·喜按<br>·不喜按<br>·胃部感觉有跳动<br>增加特别的描述：________ | **（八）腹部感觉**<br>·腹痛（按下会痛）<br>·腹痛（按下不痛）<br>·腹痛（按下减轻）<br>·腹胀<br>·小腹疼痛<br>·小腹隐痛<br>·腹部软如棉花<br>·腹部硬如木板<br>·小腹感觉有跳动，有时跳动会上冲<br>增加特别的描述：________ |

续表

| 中医问诊单 | |
| --- | --- |
| **（九）睡眠**<br>a.失眠情况<br>· 不失眠<br>· 不易入睡<br>· 睡后易醒，醒后再难入睡<br>· 醒后能迅速再次入睡<br>· 时时惊醒<br>· 无梦<br>· 少梦（偶尔做梦、醒后记不清楚)<br>· 多梦（梦寐纷纭）<br>· 噩梦（有时会从梦中惊醒）<br>· 梦话<br>· 磨牙<br>· 流口水<br>· 打呼噜 | b.晨醒后<br>· 精力充沛<br>· 乏力<br><br>c.精神状态<br>· 精神疲倦<br>· 白天犯困<br>· 午后犯困<br>· 饭后犯困<br><br>增加特别的描述：＿＿＿＿＿＿＿＿ |
| **（十）饮食**<br>· 食欲一般<br>· 食欲不振<br>· 食欲较好<br>· 食欲旺盛<br>· 吃得多还容易饿<br>· 想吃但吃下<br>· 喜清稀饮食<br>· 喜干燥饮食<br>· 饮食喜甜<br>· 饮食喜咸<br>· 饮食喜酸<br>· 饮食喜辣<br>· 饮食喜温、热<br>· 饮食喜冷、凉<br>增加特别的描述：＿＿＿＿＿＿＿＿ | **（十一）口渴**<br>· 口渴饮水较多<br>· 口渴但不欲饮水<br>· 口渴饮水多而不解渴<br>· 口渴饮水多反而更渴<br>· 口渴喜冷饮<br>· 口渴喜热饮<br>增加特别的描述：＿＿＿＿＿＿＿＿ |
| **（十二）口味和口感**<br>· 口淡乏味<br>· 口苦（晨起口苦）（夜半口苦）（全天口苦）<br>· 口甜<br>· 口咸<br>· 口黏腻<br>· 口干<br>增加特别的描述：＿＿＿＿＿＿＿＿ | **（十三）大便**<br>· 大便＿＿次/＿＿天<br>· 大便偏干<br>· 大便稀溏或完谷不化，排解迅速<br>· 大便排解正常<br>· 大便排解困难<br>· 大便排解黏腻、不爽、下坠<br>· 大便时肛门有灼热感<br>· 大便颜色（黄、黑、白、青、便血）<br>· 腹泻<br>· 放屁多<br>· 放屁臭<br>增加特别的描述：＿＿＿＿＿＿＿＿ |

续表

<table>
<tr><th colspan="2">中医问诊单</th></tr>
<tr><td colspan="2">（十四）小便<br>· 小便____次/天<br>· 小便清淡<br>· 小便色黄<br>· 小便不畅<br>· 喝完水后很快就想小便<br>· 小便淋漓不尽，刚解完不久又想再解<br>· 小便时涩痛或余沥不尽<br>· 夜起小便____次<br>增加特别的描述：________________</td></tr>
<tr><td>（十五）经带胎产<br>· ____岁初潮<br>· ____ /____天（行经天数/月经周期天数）<br>· 月经量（正常，少，多，中等，淋漓不尽，崩漏，排卵期出血）<br>· 月经色（鲜红，暗红，淡红）<br>· 血块（无，少量，中等，大量）<br>· 痛经（无，轻微，剧烈），痛经时间________<br>· 经前综合征（乳房胀，腰酸，小腹坠，其他：________________）<br>· 闭经（是，否）<br>· 末次月经____年____月____日<br>· 生产____个（顺产/剖腹产），流产____个<br>· 带环（是/否）</td><td>带下<br>· 带下色白、量多、质清稀、无臭味<br>· 带下色黄、量多、质黏稠、味臭秽<br>· 带下色红黏稠或红白相间、微有臭味<br>· 带下少，阴道干涩<br><br>增加特别的描述：________________</td></tr>
<tr><td colspan="2">既往病史及治疗经过，既往病史诊断及症状，恢复情况，用药情况（包括西药治疗经过及中医治疗用药情况）</td></tr>
<tr><td colspan="2">个人生活史</td></tr>
<tr><td colspan="2">家族史</td></tr>
</table>

完成这份中医问诊单之后，你肯定开始思考打钩的地方代表什么，是好还是坏，身体情况怎么样。本章的任务二就是解释这些症状的病机和临床意义，供大家学习。

# |任务二| 问现在症

症状是患者因疾病而出现的异常感觉，是临床辨证的主要根据。根据问诊掌握患者的现在症状，可以了解疾病目前的主要矛盾，并围绕主要矛盾进行辨证，从而揭示疾病的本质，对疾病做出确切的诊断。

## 1. 问寒热

问寒热是指询问患者怕冷或发热的感觉。寒与热是疾病的常见症状之一，是辨别病邪性质、机体的阴阳盛衰及病属外感或内伤的重要依据。

热即发热，是指患者的体温高于正常，或体温正常，但患者自觉全身或某一局部发热。寒即怕冷，是患者的主观感觉。寒热的产生主要取决于病邪的性质和机体阴阳的盛衰两方面。一般来说，寒为阴邪，其性清冷，感受寒邪，多见恶寒；热为阳邪，其性炎热，感受热邪多见发热。在机体阴阳失调时，阳盛则热，阴盛则寒；阴虚则热，阳虚则寒。

问寒热首先应询问患者有无怕冷或发热的症状，如有寒热症状，则应进一步询问怕冷与发热是否同时出现，寒热出现的时间、轻重、持续时间及有关兼症等。

临床上常见的有恶寒发热、但寒不热、但热不寒、寒热往来四种情况（表11-3）。

**表11-3　寒热类型及临床意义**

| 症状表现 | 症状特点 | 临床意义 |
|---|---|---|
| 恶寒发热 | 恶寒与发热同时出现 | 表证 |
| 但热不寒 | 只怕热不怕冷 | 里热证 |
| 但寒不热 | 只怕冷不怕热 | 里寒证 |
| 寒热往来 | 恶寒与发热交替出现 | 半表半里证 |

**知识链接**

寒热类型及临床应用细化归纳见表11-4。

**表11-4　寒热类型及临床应用细化归纳**

| 名称 | 表现类型 | 临床意义 |
|---|---|---|
| 恶寒发热（外感表证） | 恶寒重，发热轻 | 外感寒邪 |
| | 发热重，恶寒轻 | 外感热邪 |
| | 发热轻，恶风自汗 | 太阳中风证 |
| 但寒不热（里寒证） | 久病体弱畏寒，脉沉迟无力 | 虚寒证，久病阳气虚衰 |
| | 新病脘腹或其他局部冷痛剧烈，脉沉迟有力 | 实寒证，寒邪直接侵入体内，损伤脏腑或其他局部阳气 |

续表

| 名称 | 表现类型 | | 临床意义 |
| --- | --- | --- | --- |
| 但热不寒 | 壮热：高热持续不退（>39℃），满面通红，口渴饮冷，大汗出，脉洪大 | | 里实热证，伤寒阳明经和温病气分阶段 |
| | 潮热：患者发热定时，有规律，如潮汐 | 阳明潮热：热势较高，日晡（申时）热甚，兼腹胀便秘 | 阳明腑实证 |
| | | 湿温潮热：身热不扬，午后热甚，兼头身困重 | 湿温病（湿遏热伏） |
| | | 阴虚潮热：午后或入夜低热，有热自骨内向外透发，兼颧红、盗汗（骨蒸潮热） | 阴虚证 |
| | 发热以夜间为主 | | 温病热入营分，耗伤营阴 |
| | 微热：轻度发热，热势较低，37~38℃ | | 内伤病和温热病后期 |
| 寒热往来（半表半里证） | 少阳病：恶寒与发热交替，无定时，兼口苦、咽干、目眩、胸胁苦满、不欲饮食、脉弦 | | 邪正交争于半表半里之间，邪胜则恶寒，正胜则发热 |
| | 疟疾：战栗鼓颔与壮热交替发作，发有定时，兼头痛剧烈、口渴、多汗 | | 疟邪潜于膜原，内入与阴争则恶寒，外出与阳争则发热 |

## 2. 问出汗

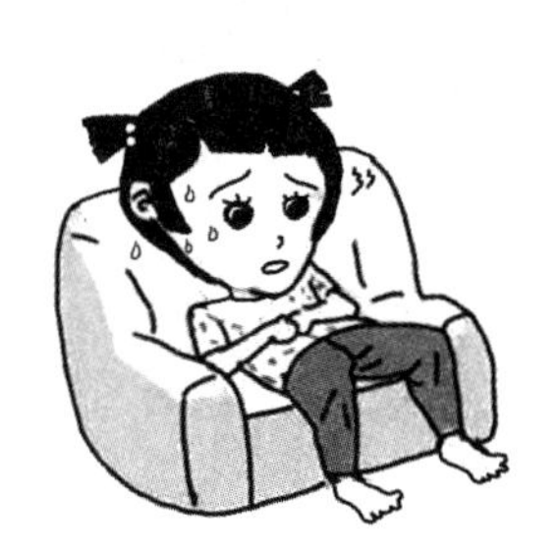

中医认为，汗是津液所化生，即阳气蒸发津液从腠理达到肌表而形成。正常人在体力活动、进食辛辣、情绪紧张、衣被过厚、气候炎热等时引起出汗，属于生理现象。生理之汗具有调节体温、保持机体阴阳平衡的作用。汗液随着外界温度变化而增多或者减少，以适宜气候变化。生理性的出汗还可以排泄体内废物，这也是中医治疗方法“汗法”的理论基础。

如果是当汗出而无汗出，不该出汗时汗出淋漓，或者是某一局部出汗，这就属于病理现象了。

### （1）无汗和有汗（表11-5）

表11-5　无汗和有汗

| 名称 | 分类 | 临床意义 |
| --- | --- | --- |
| 无汗 | 表证无汗 | 风寒表证 |
| | 里证无汗 | 虚证（气血不足，津液不足） |

续表

| 名称 | 分类 | 临床意义 |
|---|---|---|
| 有汗 | 表证有汗 | 风邪犯表证；风热表证 |
| | 里证有汗 | 里热证；里虚证 |

（2）特殊汗出（表11-6）

**表11-6　特殊汗出**

<table>
<tr><th>分型</th><th colspan="2">临床表现</th><th colspan="2">临床意义</th></tr>
<tr><td>自汗</td><td colspan="2">日间出汗，活动尤甚，兼畏寒、神疲乏力</td><td colspan="2">阳虚，亦可见气虚</td></tr>
<tr><td>盗汗</td><td colspan="2">睡时汗出，醒则汗止，兼潮热、颧红等症</td><td colspan="2">阴虚，或气阴两虚</td></tr>
<tr><td rowspan="2">大汗</td><td rowspan="2">汗量多，津液大泄</td><td>虚——冷汗淋漓，面色苍白、四肢厥冷、脉微欲绝</td><td colspan="2">虚证——亡阳、重病、危证</td></tr>
<tr><td>实——蒸蒸发热，汗出不已、面赤、口渴饮冷、脉洪大</td><td colspan="2">实证——实热，表邪入里化热或风热内传，里热亢盛</td></tr>
<tr><td rowspan="2">战汗</td><td rowspan="2">先恶寒战栗，继而汗出</td><td>汗出后热退脉缓</td><td rowspan="2">邪正相争剧烈之时，为病情转折点</td><td>邪去正安，疾病好转</td></tr>
<tr><td>汗出后仍发高热，脉来急疾</td><td>邪盛正衰，病情恶化</td></tr>
<tr><td>黄汗</td><td colspan="2">汗出沾衣，色如黄柏汁</td><td colspan="2">湿热</td></tr>
</table>

（3）局部汗出（表11-7）

**表11-7　局部汗出**

<table>
<tr><th>分型</th><th colspan="2">临床表现</th><th>临床意义</th></tr>
<tr><td rowspan="3">头汗（但头汗出）</td><td rowspan="3">仅头部或头颈部出汗多</td><td>头面汗多，兼面赤、心烦、口渴、舌尖红、苔薄黄、脉数</td><td>上焦邪热循阳经上蒸头面</td></tr>
<tr><td>头面汗多，兼头身困重、身热不扬、脘闷、苔黄腻</td><td>中焦湿热循阳经上蒸头面，见于湿温病</td></tr>
<tr><td>重危患者额部汗出如油，兼四肢厥冷、气喘脉微</td><td>病危，精气衰竭、阴阳离决、虚阳上越、津随阳泄</td></tr>
<tr><td>半身汗</td><td colspan="2">仅半侧身体有汗，或左或右，或为下半身</td><td>患侧（无汗一侧）经络阻闭，气血运行不周所致。可见于中风、痿证、截瘫</td></tr>
<tr><td>手足心汗</td><td colspan="2">患者手足心出汗较多</td><td>脾胃有病，运化失常，津液旁达于四肢；阳明燥热内结</td></tr>
<tr><td>阴汗</td><td colspan="2">外生殖器及外阴周围汗出</td><td>下焦湿热</td></tr>
</table>

## 3. 问疼痛

疼痛是临床常见的一种自觉症状。问诊疼痛时，应问清疼痛的部位、性质、程度、时间和缓解因素。

### （1）疼痛的虚实（表11-8）

表11-8 疼痛的虚实

| 分类 | | 病之新久 | 痛的程度 | 喜按/拒按 | 临床意义 |
|---|---|---|---|---|---|
| 疼痛 | 实 | 新病 | 剧烈，持续不解 | 拒按 | 不通则痛 |
| | 虚 | 久病 | 轻微，时痛时止 | 喜按 | 不荣则痛 |

### （2）疼痛的性质（表11-9）

表11-9 疼痛的性质

| 名称 | 表现 | 临床意义 |
|---|---|---|
| 胀痛 | 疼痛兼有胀感 | 气滞；但头目胀痛，属肝火上炎或肝阳上亢 |
| 刺痛 | 痛如针刺 | 瘀血 |
| 走窜痛 | 疼痛部位游走不定，或走窜攻冲作痛 | 胸胁脘腹走窜痛，属气滞；四肢关节走窜痛，属风邪偏胜 |
| 固定痛 | 疼痛固定不移 | 胸胁脘腹固定痛为瘀血；四肢关节固定痛为痹证 |
| 冷痛 | 疼痛有冷感而喜暖，常见于腰脊、脘腹、四肢关节 | 寒邪，或阳虚 |
| 灼痛 | 痛势有灼热感而喜冷 | 火热实证，或阴虚火旺 |
| 绞痛 | 痛势剧烈，如刀绞割 | 有形实邪阻闭气机，或寒邪凝滞气机 |
| 隐痛 | 疼痛不剧烈，尚可忍耐，绵绵不休（头、胸脘、腹） | 阳气、精血亏虚 |
| 重痛 | 疼痛兼有沉重感（头、四肢、腰及全身） | 湿邪，头重痛（头重如裹）；亦可见于肝阳上亢 |
| 痠痛 | 疼痛兼有酸软感 | 湿邪，或肾虚骨髓失养 |
| 掣痛 | 抽掣牵引作痛，由一处连及他处 | 筋脉失养，或筋脉阻滞不通 |
| 空痛 | 疼痛兼有空虚感（头、小腹） | 气血亏虚，阴精不足 |

### （3）疼痛的部位（表11-10，图11-1）

表11-10 疼痛的部位

| 名称 | 病变范围 | 临床意义 |
|---|---|---|
| 头痛 | 外感内伤，虚实寒热均可导致头痛 | 头痛连及颈项——太阳经 |
| | | 两侧头痛——少阳经 |
| | | 前额连及眉棱骨痛——阳明经 |
| | | 巅顶痛——厥阴经 |
| 胸痛 | 心肺 | 心前区压榨性疼痛——心 |
| | | 胸痛，伴咳喘——肺 |
| 胁肋痛 | 肝胆 | 肝胆湿热、气滞血瘀、饮停胁下 |

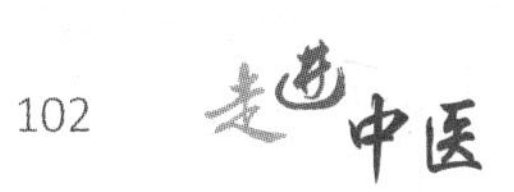

续表

| 名称 | 病变范围 | 临床意义 |
| --- | --- | --- |
| 脘痛 | 胃 | 进食后加剧——实证 |
| | | 进食后减轻——虚证 |
| 腹痛 | 根据疼痛部位判断 | 肚脐以上——脾胃 |
| | | 肚脐以下小腹——大、小肠，胞宫，膀胱 |
| | | 小腹两侧的少腹——足厥阴肝经 |
| 背痛 | 足太阳膀胱经，督脉 | 背痛不可俯——督脉受损 |
| | | 背痛连项——风寒 |
| 腰痛 | 腰部经络，肌肉，肾 | 腰部冷痛、身重、脉沉——寒湿痹证 |
| | | 腰痛绵绵、酸软无力——肾虚 |
| 四肢痛 | 肌肉，经络，关节 | 四肢关节走窜痛——风痹 |
| | | 四肢关节重痛——湿痹 |
| | | 四肢关节疼痛剧烈——寒痹 |
| | | 四肢关节红肿——热痹 |
| 周身通 | 虚实均可 | 周身酸重疼痛，伴外感表证——外邪束表 |
| | | 久病卧床，周身疼痛——气血亏虚，经脉失养 |

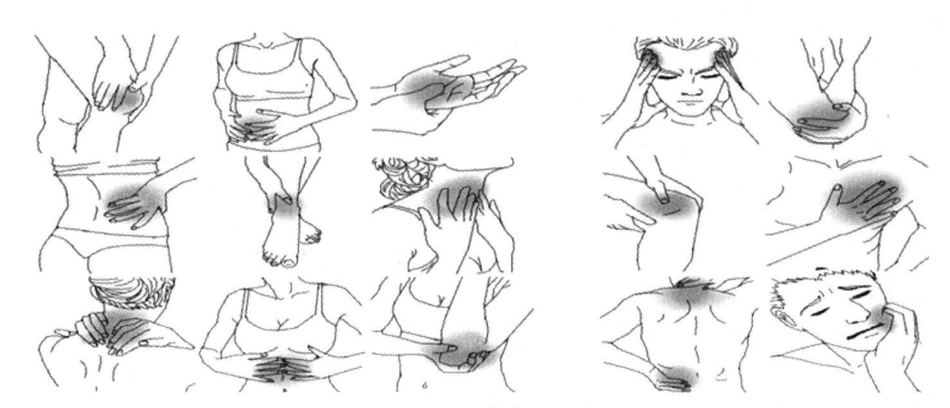

图11-1　疼痛的部位

## 4. 问头部及心胸

问头部及心胸是指除疼痛外，询问头部及心胸的其他不适。临床主要有头晕、胸闷和心悸。

### （1）头晕

头晕是指患者自觉头昏、头胀、头重脚轻、脑内摇晃、眼花等的感觉。重者感到外周环境或自身在旋转、移动或摇晃、站立不稳（表11-11，图11-2）。

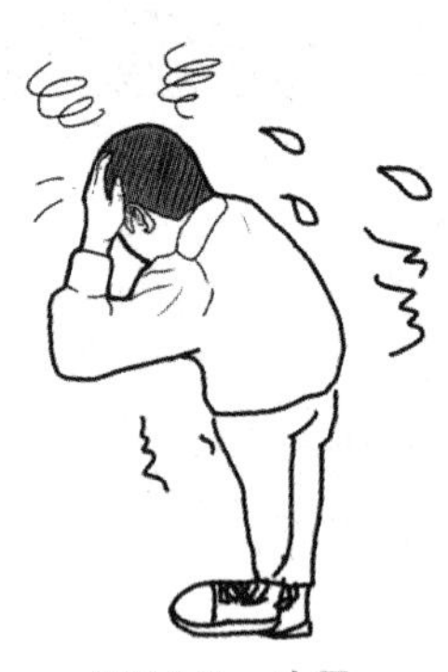

图11-2　头晕

表11-11 头晕

| 证型 | 临床表现 | 病机 |
|---|---|---|
| 肝火上炎 | 头晕而胀，烦躁易怒，舌质红，脉弦 | 火热循肝经上攻头目，气血壅盛 |
| 肝阳上亢 | 头晕，耳鸣，腰膝酸软，舌质红少苔，脉细 | 肝肾不足，阴虚火旺 |
| 气血亏虚 | 头晕，面白少华，神疲乏力，舌质淡，脉细，劳累加重 | 气血不能荣养头目 |
| 痰湿内阻 | 头晕身重，胸闷呕恶，舌苔白腻 | 痰湿内阻，清阳不升 |
| 瘀血阻滞 | 外伤后头晕刺痛 | 瘀血阻滞，脉络不通 |

（2）胸闷

胸闷是指患者胸部满闷不舒，多由胸部气机不畅引起（表11-12）。

11-12 胸闷

| 主症 | 兼症 | 病机 |
|---|---|---|
| 胸闷 | 气喘、少气乏力 | 肺气虚 |
| | 气喘、畏寒肢冷 | 寒邪犯肺 |
| | 气喘、壮热、鼻翼扇动 | 热邪或痰热壅肺 |
| | 咳嗽痰多 | 痰饮停肺 |
| | 心悸气短 | 心气虚，或心阳不足 |

（3）心悸

心悸指患者自觉心脏跳动不适感或心慌感，包括惊悸和怔忡，受惊而发心悸不宁为惊悸，无惊而自觉心跳剧烈、悸动不宁为怔忡（表11-13，图11-3）。

表11-13 心悸

| 主症 | 兼症 | 病机 |
|---|---|---|
| 心悸 | 气短乏力，自汗神疲 | 心气不足 |
| | 颧红，盗汗 | 心阴不足 |
| | 面白，口唇淡，头昏气短 | 气血两虚 |
| | 痰多，胸闷不适 | 痰扰心神 |
| | 喘促，伴肢体浮肿 | 阳虚水泛 |

图11-3 心悸

## 5. 问腹部不适

（1）脘痞

脘痞是指胃脘部饱胀、满闷不舒的症状。可由肝胃气机阻滞，或脾胃气虚而运化失健所致。常见于胃及肝、胆、胰、脾的慢性病变之中。临床若对导致脘痞的病种尚不能确定时，可以脘痞待查作为初步诊断，并进行辨证论治。

（2）腹胀

腹胀既是一个症状，又是一个体征，可以表现为一部分或全腹部胀满，轻者仅表现为腹部稍饱胀感，重者全腹膨胀（表11-14）。

表11-14　腹胀及臌胀

| 主症 | 特征 | 病机 |
| --- | --- | --- |
| 腹胀 | 喜按 | 虚——脾胃虚弱 |
| | 拒按 | 实——食积，或燥热结滞肠道，或肠道气机阻滞（图11-4） |
| 臌胀 | 腹胀如鼓，皮色苍黄，腹壁青筋暴露 | 气血水互结，聚于腹部 |

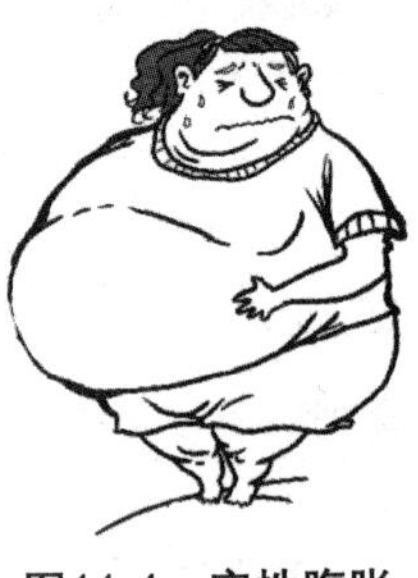
图11-4　实性腹胀

## 6. 问目

### （1）目痛（表11-15）

表11-15　目痛

| 主症 | 特征 | 病机 |
| --- | --- | --- |
| 目痛 | 目赤肿痛，畏光多眵 | 风热 |
| | 目剧痛难忍，面红目赤 | 肝火上炎 |
| | 目微痛微赤，时痛时止，干涩 | 阴虚火旺 |

### （2）目昏、雀目、歧视（表11-16）

表11-16　目昏、雀目、歧视

| 名称 | 临床表现 | 相同点 |
| --- | --- | --- |
| 目昏 | 视物昏暗不明、模糊不清 | 三者均为视力不同程度减退的病变，病机基本相同，多由肝肾亏虚、精血不足、目失充养所致。多见于久病、虚证、老年人 |
| 雀目 | 白昼视力正常，黄昏视物不清，如雀之盲 | |
| 歧视 | 视一物成二物而不清 | |

## 7. 问耳（表11-17）

表11-17　问耳

| 主症 | 特征 | | 病机 |
| --- | --- | --- | --- |
| 耳鸣 | 耳中有响声如潮水或蝉鸣，妨碍听觉 | 暴鸣声大，以手按之更甚 | 实——肝胆三焦之火循经上扰；或脾湿过盛，清阳不升，清窍失养 |
| | | 鸣声渐小，以手按之可减轻 | 虚——肾虚精亏，髓海不充，耳失所养 |
| 耳聋 | 听力减退，甚至丧失听觉 | 新病突发 | 实——邪蒙清窍 |
| | | 日久渐聋 | 虚——肾精亏虚，耳窍失养 |
| 重听 | 听声音不够清楚 | | 风邪，或肝经有热；或下元已亏，上盛下虚 |

## 8. 问睡眠

中医学从形神统一观出发认为睡眠—清醒是人体寤与寐之间阴阳动静对立统一的功能状态，并运用阴阳变化、营卫运行、心神活动来解释睡眠过程。

### （1）失眠（图11-5）

失眠以不易入睡、睡后易醒，或彻夜不眠为主症，常伴多梦。其形成机理为阳不入阴、神不守舍、心神不安，具体可分为虚实两端（表11-18）。

表11-18 失眠

| 主症 | 病机 |
|---|---|
| 失眠 | 虚——阴血不足，心神失养，如心血不足、心脾两虚、阴虚火旺等 |
| | 实——邪气干扰，心神不宁，如痰热上扰、食滞内停等 |

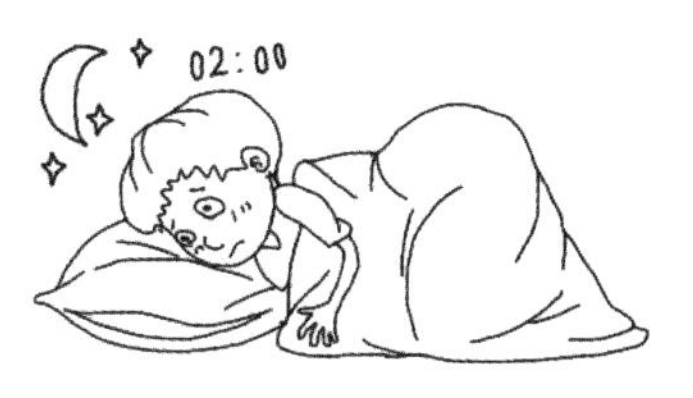


图11-5 失眠

### （2）嗜睡（图11-6）

嗜睡是指不论昼夜，皆睡意很浓，经常不自主地入睡。多由痰湿内盛或阳虚阴盛，导致阳不出阴所致。

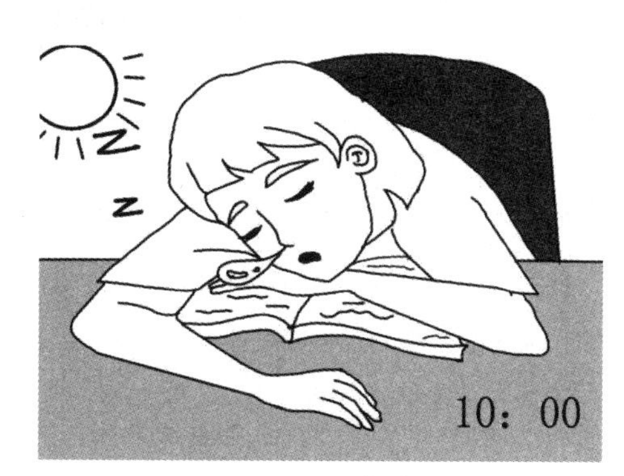


图11-6 嗜睡

## 9. 问饮食口味（表11-19）

问饮食多少，可知脾胃强弱与津液盛衰；问口味的好恶，可了解脏腑的虚实。

表11-19 问饮食口味

| 主症 | 特征 | 病机 |
|---|---|---|
| 食欲减退（图11–7） | 食少纳呆，兼消瘦乏力、腹胀便溏、舌质淡、脉虚 | 脾胃气虚 |
| | 脘闷纳呆，兼头身困重、便溏苔腻 | 湿邪困脾 |
| | 纳少厌油食，兼黄疸胁痛、身热不扬 | 肝胆湿热 |
| | 厌食，兼嗳气酸腐、脘腹胀痛、舌苔厚腐 | 食滞内停 |
| | 妇女停经，厌食呕吐，脉滑数冲和 | 妊娠恶阻 |

续表

| 主症 | 特征 | 病机 |
| --- | --- | --- |
| 多食易饥 | 多食易饥，兼口渴心烦、舌质红苔黄、口臭便秘 | 胃火亢盛 |
| | 多食易饥，兼大便溏泻 | 胃强脾弱 |
| 饥不欲食 | 饥不欲食，胃中有嘈杂、灼热感，舌质红少苔，脉细数 | 胃阴不足，虚火内扰 |
| 偏嗜食物 | 小儿嗜食生米、泥土，兼消瘦、腹胀腹痛，脐周有包块按之可移 | 虫积 |
| | 妇女嗜酸，停经，恶心，脉滑数冲和 | 妊娠 |

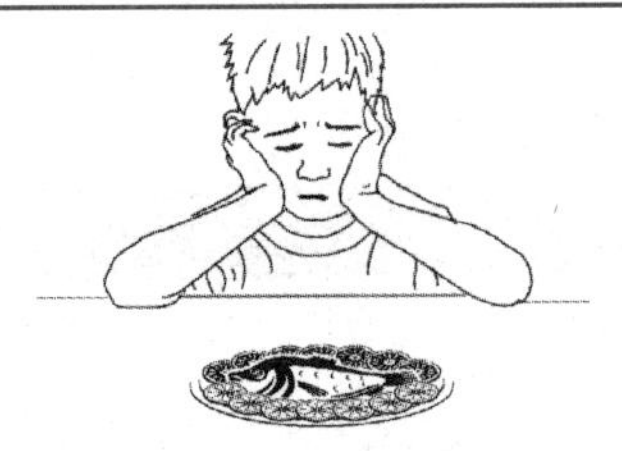

图11-7　食欲减退

## 10. 问口渴与饮水（表11-20）

表11-20　问口渴与饮水

| 主症 | 特征 | 病机 |
| --- | --- | --- |
| 口不渴 | 无口渴感觉，不主动喝水 | 津液未伤，寒证（湿证），亦见于虽非寒证而体内无明显热邪的患者 |
| 口渴多饮 | 口大渴喜冷饮，兼面赤壮热，烦躁多汗，脉洪大 | 实热证。里热亢盛，津液大伤 |
| | 大渴引饮，小便量多，兼能食消瘦 | 消渴证。肾阴亏虚 |
| | 汗、吐、下、利后，口渴多饮 | 津液耗伤 |
| 渴不多饮 | 口干但不欲饮，兼潮热、盗汗、颧红 | 阴虚 |
| | 口渴饮水不多，兼头身困重、身热不扬、脘闷苔腻 | 湿热 |
| | 渴喜热饮，饮量不多，或水入即吐，兼头晕目眩，胃肠有振水声 | 痰饮内停 |
| | 口干，但欲漱水而不欲咽，兼舌质隐青或有青紫瘀斑，脉涩 | 瘀血 |

## 11. 问口味

口味是指口中异常的味觉或气味（表11-21）。

表11-21　问口味

| 口味 | 临床意义 |
| --- | --- |
| 口淡 | 多见于脾胃气虚，或寒湿内阻 |
| 口甜 | 脾胃湿热 |
| 口中泛酸 | 肝胃郁热；口中酸馊，则为伤食 |

续表

| 口味 | 临床意义 |
|---|---|
| 口苦 | 火邪为病或肝胆郁热 |
| 口涩 | 燥热伤津 |
| 口咸 | 肾虚或寒水上泛 |
| 口黏腻 | 湿浊停滞，痰饮食积 |

## 12. 问大便

大便的排泄，虽直接由肠道所主，但与脾胃的腐熟运化、肝的疏泄和肾的温煦有密切关系。

### （1）便次异常（表11-22）

**表11-22 便次异常**

| 类型 | 特征 | 临床意义 |
|---|---|---|
| 便秘（图11-8） | 排便困难，排便间隔时间延长，甚至多日不便 | 肠道津亏，大肠传导失司 |
| 泄泻 | 大便次数增多，便质稀薄，甚至如水样 | 脾失健运，水停肠道，大肠传导失常 |

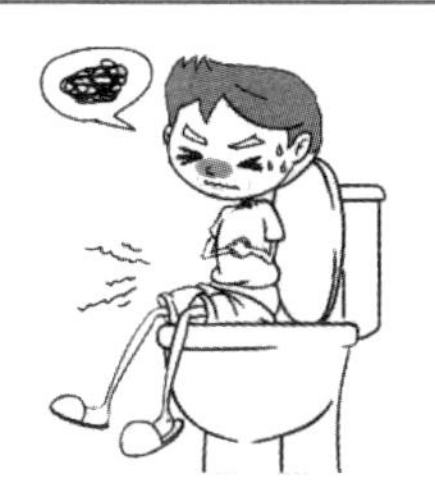

**图11-8 便秘**

### （2）便质异常（表11-23）

**表11-23 便质异常**

| 类型 | 特征 | 临床意义 |
|---|---|---|
| 完谷不化 | 大便中含有较多未消化食物 | 脾虚泄泻，或肾虚泄泻 |
| 溏结不调 | 大便时干时稀 | 肝郁乘脾 |
| | 大便先干后溏 | 脾虚 |
| 脓血便 | 大便中夹有脓血黏液 | 痢疾 |

### （3）排便感异常（表11-24）

**表11-24 排便感异常**

| 类型 | 特征 | 临床意义 |
|---|---|---|
| 肛门灼热 | 排便时肛门有灼热感 | 大肠湿热或热泻 |
| 里急后重 | 腹痛窘迫、时时欲泻、肛门重坠、便出不爽 | 痢疾，湿热内阻 |

续表

| 类型 | 特征 | 临床意义 |
| --- | --- | --- |
| 排便不爽 | 腹痛而排便不畅 | 肝郁乘脾，肠道气滞 |
| | 便溏如黄糜，泻下不爽 | 湿热蕴结大肠 |
| 滑泻失禁 | 久泻不愈，大便不能控制、滑出不禁 | 脾肾阳虚，肛门失约 |
| 肛门气坠 | 肛门有下坠感，甚则脱肛 | 脾虚中气下陷 |

## 13. 问小便

小便的排泄，虽直接由膀胱所司，但与肾的气化、脾肺的转输肃降和三焦的通调关系密切。

### （1）尿量异常（表11-25）

**表11-25　尿量异常**

| 类型 | 特征 | 临床意义 |
| --- | --- | --- |
| 尿量增多 | 尿量、尿次明显大于正常量 | 虚寒证，消渴病 |
| 尿量减少 | 尿量、尿次明显少于正常量 | 热淋或水肿病 |

### （2）尿次异常（表11-26）

**表11-26　尿次异常**

| 类型 | 特征 | 临床意义 |
| --- | --- | --- |
| 小便频数 | 排尿次数增多，时欲小便 | 短赤急迫，多为下焦湿热；尿多而频，多为肾阳虚 |
| 癃闭 | 小便不畅，点滴而出为癃；<br>小便不通，点滴不出为闭 | 肾虚；邪阻 |

### （3）排尿感异常（表11-27）

**表11-27　排尿感异常**

| 类型 | 特征 | 临床意义 |
| --- | --- | --- |
| 小便涩痛 | 排尿不畅，且伴有急迫、疼痛、灼热感 | 淋证，湿热蕴结膀胱，气化不利 |
| 余沥不尽 | 排尿后小便点滴不禁 | 肾气不固，见于老年人 |
| 小便失禁 | 清醒时，小便不能随意控制而自遗 | 肾气不固，膀胱失约；若患者神志昏迷而小便自遗，属危重证 |
| 遗尿 | 睡时不自主排尿 | 肾气不足，膀胱虚衰 |

## 14. 问经带

### （1）月经（表11-28）

表11-28 月经

| 类型 | 病症 | 临床表现 | 临床意义 |
| --- | --- | --- | --- |
| 经期异常 | 月经先期 | 周期提前8~9天以上 | 气虚或血热 |
| | 月经后期 | 周期错后8~9天以上 | 血虚，气滞血瘀，寒凝血瘀 |
| | 经前错乱 | 月经周期或提前或错后不定 | 虚——脾肾虚损；<br>实——肝气郁滞，或瘀血阻滞 |
| 经量异常 | 月经过少 | 经量较以往明显减少或点滴既净 | 虚——脾肾亏损；<br>实——肝气郁滞，或瘀血阻滞 |
| | 闭经 | 月经应来不来，或曾来而中断，闭止3个月以上 | 虚——气虚血亏；<br>实——气滞血瘀或寒凝痰阻 |
| | 月经过多 | 月经较以往明显增多 | 气虚或血热 |
| | 崩漏 | 月经忽然大下不止为崩，长期淋漓不断为漏，“漏者崩之渐，崩者漏之甚” | 热伤冲任，瘀阻冲任，或脾肾气虚 |
| 经色、经质异常 | | 经色淡红、质稀 | 血少不荣 |
| | | 经色深红、质稠 | 血热内炽 |
| | | 经色紫暗，夹有血块 | 寒凝血瘀 |
| 痛经 | | 正值经期或行经前后，出现周期性小腹疼痛，甚至难忍 | 多为气滞、血瘀、寒凝、阳虚、气血两虚 |

### （2）带下（表11-29）

正常情况下，妇女可有少量白带分泌，若带下量多、淋漓不断，或色质改变，或有臭味，即为带下病。

表11-29 带下

| 类型 | 临床表现 | 临床意义 |
| --- | --- | --- |
| 白带 | 带下色白、量多、质清稀、无臭味 | 脾肾阳虚，寒湿下注 |
| 黄带 | 带下色黄、量多、质黏稠、味臭秽 | 湿热下注 |
| 赤带 | 白带中混有血液，赤白相见 | 肝经郁热或湿热下注 |

**复习与思考**

1. 如何根据恶寒与发热的偏重辨别感邪的性质？
2. 何谓自汗、盗汗？常各见于何种病证？请简述其病机。
3. 疼痛如何辨虚实？

4. 如何根据头痛疼痛的部位确定病变的经络？

5. 何谓头晕？如何辨别？

6. 何谓失眠、嗜睡？常见病机是什么？

7. 何谓厌食、消谷善饥、饥不欲食？

8. 何谓便秘？如何辨别？

9. 经期异常包括哪几种类型？各自病因病机是什么？

10. 如何根据经色、经质异常辨别其临床意义？

# 第十二章 中医诊断基础——脉诊

教学要求

1. 掌握寸口脉法的部位和方法，正常脉象特点。
2. 理解寸口脉诊的原理、部位、分候脏腑。
3. 了解诊脉的几种方法。
4. 掌握基本病脉（六纲脉）的脉象、特征及意义。
5. 熟悉其他病脉的脉象、特征及意义。

任务情景

你能找到自己手腕处的脉吗？摸自己左右两只手的脉，再摸摸其他人的，仔细感受一下，说说感受。

脉诊是中医辨证的一个重要依据，是前人在长期的实践中积累的丰富经验，是中医独特的诊法。但是现代很多人受影视作品影响，把脉诊作为中医唯一的诊断方法是非常片面的，必须强调“四诊合参”，才能了解疾病全貌，作出正确的诊断。

为了方便大家对脉诊学习，本章分为两个部分：任务一是基础内容，主要介绍脉诊的诊察方法、正常脉象、寸口分候脏腑、基本脉（六纲脉），供非中医类院校和中医爱好者学习之用；任务二是提升内容，在六纲脉的基础上，以表格的形式，系统介绍28种常见脉象。

## 任务一 脉诊基础知识

### 1. 脉诊的部位

关于脉诊的部位，目前采用的是寸口脉诊法，即诊脉的部位取寸口脉，即桡动脉腕后浅表部分（图12-1）。

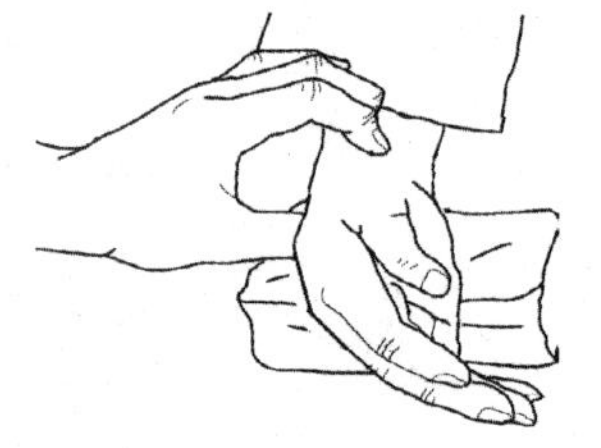
图12-1 诊脉示意图

### 2. 脉诊的方法

切脉时让患者取坐位或仰卧位，伸出手臂置于与心脏近于同一水平，手掌向上，前臂放平，以使血流通畅。以三指定位，先用中指按在高骨（桡骨茎突）部位的桡动脉定关，继续以食指在关前（远心端）定寸，然后用无名指在关后（近心端）定尺，三指应呈弓形斜按在同一水平，以指腹按触脉体（图12-2）。

**基本脉法歌诀**

一定寸关尺，
二按浮中沉，
三记六纲脉，
四诊需合参。

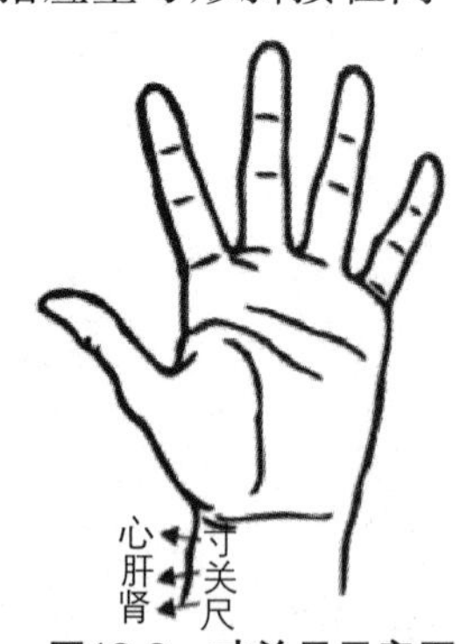

图12-2 寸关尺示意图

三指的疏密应以患者的高矮适当调整，如患者身体较高，医生三指排列可松一些，而患者身体较矮，则三指排列可紧一些，同时要三指排列整齐，否则影响脉形的准确性。

小儿寸口部位狭小，不能容纳三指，可用一指（拇指）定关法，而不细分三部（图12-3）。

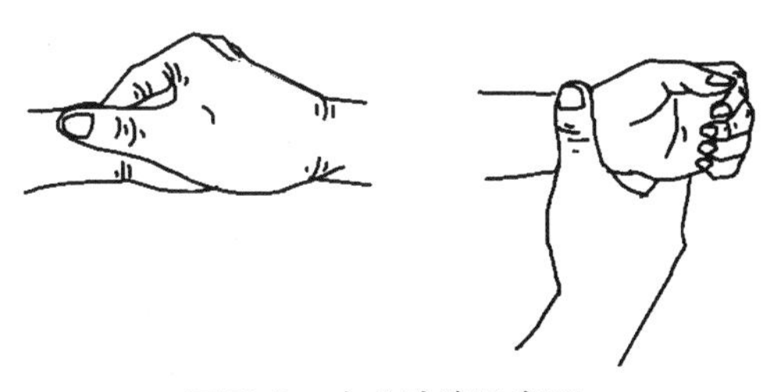

图12-3　小儿诊脉示意图

切脉时运用三种指力，开始轻度用力，在皮肤，为浮取，名为“举”；然后中等度用力，在肌肉，为中取，名为“寻”；再重度用力，在筋骨，为沉取，名为“按”。寸、关、尺三部，每部有浮、中、沉三候，称为三部九候。先三指同步举按（三指平齐，用力均匀），然后单指分部举按（一指用力，余指放松），重点体会异常脉动部位的脉象（图12-4）。

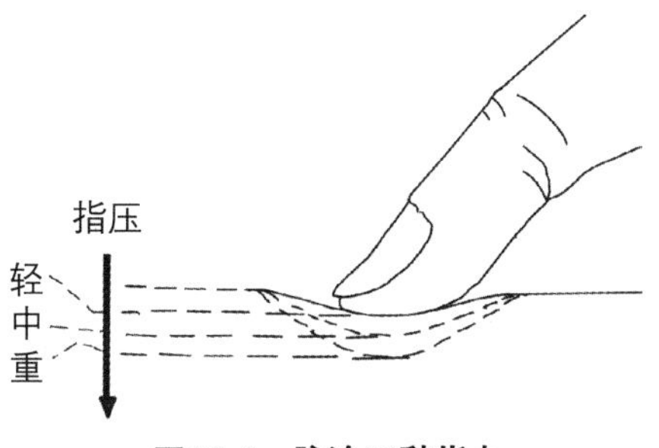


图12-4　脉诊三种指力

## 3. 寸口脉分候脏腑情况

寸口脉的不同部位，反映不同部位，反映不同脏腑的功能情况（图12-5）。

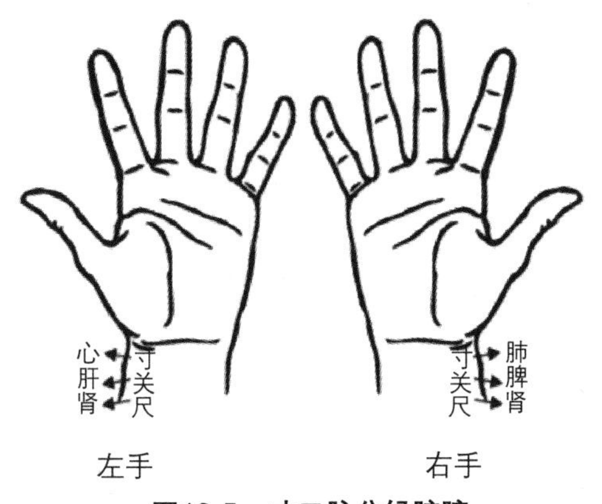


图12-5　寸口脉分候脏腑

## 4. 脉诊应注意的事项

① 医者须全神贯注，仔细按触，反复细心体验，防止主观臆测、粗枝大叶，时间也不能过于短促（每次诊脉时间不应少于50秒）。

② 注意内外因素对脉象的影响。如小儿脉较成人脉软而数，妇女脉较男子脉细弱而略数，胖人脉较瘦人脉沉；夏天脉较洪大，冬天脉较沉小；剧烈运动后脉洪数，酒后脉数，精神刺激和某些药物也可引起脉象的暂时变化。

③ 有些人因桡动脉解剖位置的差异，脉不见于寸口部而见于拇指腕侧处，称为反关脉；脉从尺部斜向手背，称为斜飞脉。

### 5. 正常脉象

健康人的脉象称为正常脉象。形态特征为寸关尺三部皆有脉，一息四五至（相当于72~90次/分），不浮不沉，不大不小，不强不弱，不快不慢，均匀和缓，节律整齐，又称为平脉或缓脉（图12-6）。

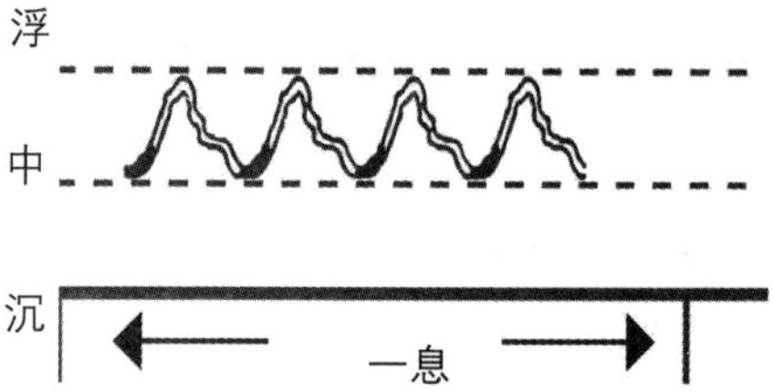

平缓脉示意图

**图12-6　正常脉象示意图**

### 6. 基本病脉——六纲脉（表12-1）

**表12-1　六纲脉**

| 六纲脉 | 描述 | 示意图 | 临床意义 |
|---|---|---|---|
| 浮脉 | 轻取即得，重取稍弱而不空 | 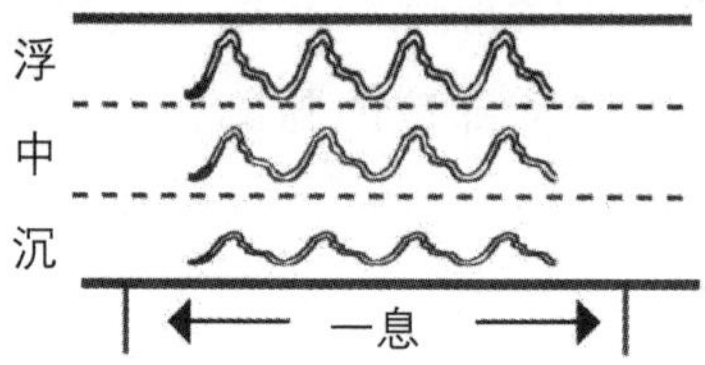 浮脉示意图 | 主表证，亦见于虚阳外越证。脉浮而有力，为表实证；脉浮而无力，为表虚证 |
| 沉脉 | 轻取不应，重按始得 | 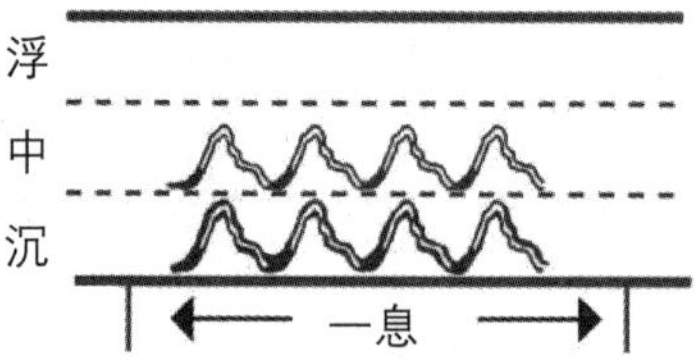 沉脉示意图 | 主里证。脉沉而有力，为里实证；脉沉而无力，为里虚证 |
| 迟脉 | 脉来缓慢，一息脉动三四至(每分钟不满60次) | 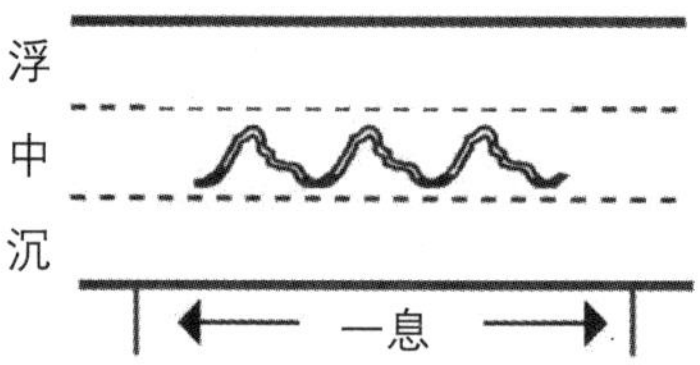 迟脉示意图 | 主寒证，亦可见于邪热结聚的里实证。迟而有力，为实寒证；迟而无力，为虚寒证；迟而有力，伴腹满便秘、发热，为邪热结聚的里实证。运动员或经过体力锻炼之人，或正常人入睡后，可见生理性迟脉 |
| 数脉 | 脉来急促，一息五六至(每分钟90次以上) | 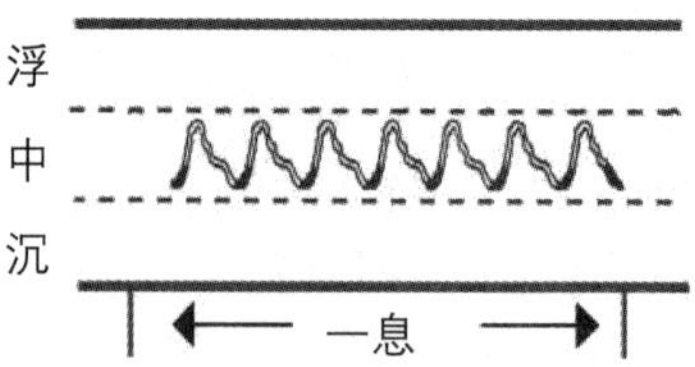 数脉示意图 | 主热证。有力为实热证，无力为虚热证 |

续表

| 六纲脉 | 描述 | 示意图 | 临床意义 |
| --- | --- | --- | --- |
| 虚脉 | 举之无力，按之空豁，应指松软，是一切无力脉的总称 | 浮 中 沉 一息 虚脉示意图 | 主虚证 |
| 实脉 | 脉来充盛有力，其势来盛去亦盛，举按皆然，为一切有力脉的总称 | 浮 中 沉 一息 实脉示意图 | 主实证 |

**知识链接**

表、里、寒、热、虚、实各证的概念（表12-2）

**表12-2　表、里、寒、热、虚、实各证的概念**

| 证 | 概念 |
| --- | --- |
| 表证 | 是指病变部位在体表，病情较浅的一类病证 |
| 里证 | “里”是指脏腑，里证是指病变部位在脏腑，病情较深的一类病证。里证的症状甚多 |
| 寒证 | 指症状有寒性表现的一类病证 |
| 热证 | 指症状有热性表现的一类病证 |
| 虚证 | 正气不足，谓之虚 |
| 实证 | 邪气亢盛，谓之实 |

## 任务二　六纲28脉

浮、沉、迟、数、虚、实六纲脉是临床最常见的脉，指下也容易辨认，且能反映表里、寒热、虚实的病机，先从指下辨清六脉，再从六脉中细辨其他脉，这样提纲挈领，执简驭繁，而能事半功倍。

我国现存最早的脉学专著《脉经》提出24种脉象，后经历代医家增减变化，现临床常见脉象有28种。我们以六纲脉为纲，将28种脉归类，方便记忆和学习（表12-3）。

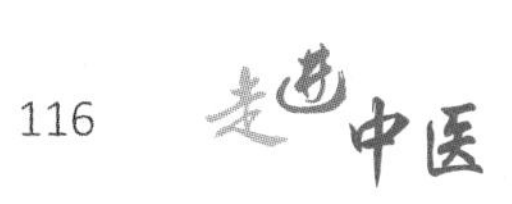

**表12-3　六纲28脉**

| 分类 | 脉 |
|---|---|
| 浮脉类 | 浮、洪、濡、散、芤、革脉 |
| 沉脉类 | 沉、伏、牢、弱脉 |
| 迟脉类 | 迟、缓、涩、结脉 |
| 数脉类 | 数、疾、促、动脉 |
| 虚脉类 | 虚、细、微、代、短脉 |
| 实脉类 | 实、滑、弦、紧、长脉 |

## 1. 浮脉类（表12-4）

**表12-4　浮脉类**

| 分类 | 名称 | 脉象共同特点 | 脉象特征 | 主病 |
|---|---|---|---|---|
| 浮脉类 | 浮脉 | 轻取即得 | 轻取即得，如水漂木 | 主表证，亦见于虚阳外越证 |
| | 洪脉 | | 脉体阔大，状如洪水，来盛去衰 | 阳热亢盛 |
| | 濡脉 | | 浮而细软，不任重按，重按不显 | 虚证、湿证 |
| | 散脉 | | 浮散无根，稍按则无，至数不齐 | 元气离散 |
| | 芤脉 | | 浮大中空，如按葱管 | 失血、伤阴 |
| | 革脉 | | 浮而搏指，中空外坚，如按鼓皮 | 亡血、失精、半产、漏下 |

## 2. 沉脉类（表12-5）

**表12-5　沉脉类**

| 分类 | 名称 | 脉象共同特点 | 脉象特征 | 主病 |
|---|---|---|---|---|
| 沉脉类 | 沉脉 | 重按始得 | 轻取不应，重按始得 | 主里证 |
| | 伏脉 | | 重指力推筋按骨始得，甚则伏而不见。其脉位较沉脉更深 | 主邪闭、厥证、痛极 |
| | 牢脉 | | 兼具沉、弦、实、大、长五脉之象，坚牢不移 | 主阴寒内盛、疝气、癥瘕 |
| | 弱脉 | | 极细软而沉弱 | 主气血不足、阳虚 |

## 3. 迟脉类（表 12-6）

**表12-6　迟脉类**

| 分类 | 名称 | 脉象共同特点 | 脉象特征 | 主病 |
|---|---|---|---|---|
| 迟脉类 | 迟脉 | 一息脉动不足四至 | 脉来缓慢，一息脉动三四至(每分钟不满60次) | 主寒证，亦可见于邪热结聚的里实证 |

续表

| 分类 | 名称 | 脉象共同特点 | 脉象特征 | 主病 |
|---|---|---|---|---|
| 迟脉类 | 缓脉 | 一息脉动不足四至 | 一息四至，来去缓怠或脉形弛纵，缺乏足够的紧张度；脉率稍慢于平脉而快于迟脉 | 主湿证、脾胃虚弱；病久获治后，则为正气来复 |
| | 涩脉 | | 来去艰难，应指涩滞，无润滑感（与滑脉相反），有如“轻刀刮竹” | 涩而有力为实证、血瘀、食积、痰阻；涩而无力为精伤、血少 |
| | 结脉 | | 脉来缓而时一止，止无定数 | 主阴盛气结、寒痰血瘀、癥瘕积聚、宿食内停等 |

## 4. 数脉类（表12-7）

**表12-7　数脉类**

| 分类 | 名称 | 脉象共同特点 | 脉象特征 | 主病 |
|---|---|---|---|---|
| 数脉类 | 数脉 | 一息脉动五至以上 | 脉来急促，一息五六至(每分钟90次以上) | 主热证 |
| | 疾脉 | | 脉来急疾，一息七八至（每分钟140次以上） | 主阳亢阴竭、元气将脱 |
| | 促脉 | | 急数而又不规则，间歇性停顿 | 主阳热亢盛 |
| | 动脉 | | 脉形如豆，滑数而短，厥厥动摇，关部尤显 | 主痛证、惊恐 |

## 5. 虚脉类（表12-8）

**表12-8　虚脉类**

| 分类 | 名称 | 脉象共同特点 | 脉象特征 | 主病 |
|---|---|---|---|---|
| 虚脉类 | 虚脉 | 应指无力 | 举之无力，按之空豁，应指松软，是一切无力脉的总称 | 主虚证 |
| | 细脉 | | 脉体细小，状若丝线 | 主虚证、湿证 |
| | 微脉 | | 脉形细小，脉势软弱，按之欲绝，若有若无 | 主气血大虚、阳气衰微 |
| | 代脉 | | 脉来中止，止有定数，良久方还 | 主脏气衰微、疼痛、惊恐、跌仆损伤 |
| | 短脉 | | 首尾俱短，不能满部 | 主气病 |

## 6. 实脉类（表12-9）

**表12-9　实脉类**

| 分类 | 名称 | 脉象共同特点 | 脉象特征 | 主病 |
|---|---|---|---|---|
| 实脉类 | 实脉 | 应指有力 | 脉来充盛有力，其势来盛去亦盛，举按皆然，为一切有力脉的总称 | 主实证 |

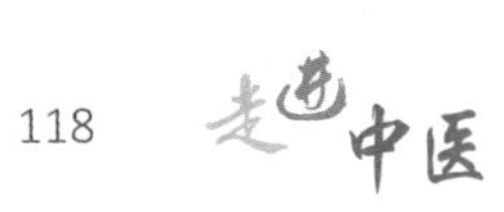


续表

| 分类 | 名称 | 脉象共同特点 | 脉象特征 | 主病 |
| --- | --- | --- | --- | --- |
| 实脉类 | 滑脉 | 应指有力 | 脉来去流利圆滑，如盘走珠，应指圆滑 | 主痰证、食积、实热证；正常人与妊娠期妇女也可见滑脉 |
| | 弦脉 | | 形直体长，如按琴弦 | 主肝胆病、疼痛、痰饮、疟疾 |
| | 紧脉 | | 脉来绷急，状如转索 | 主寒证、痛证、食滞胃肠 |
| | 长脉 | | 首尾端直，超过本位 | 脉长而强硬有力者为邪气有余；长而柔和者为正常脉象 |

## 复习与思考

1. 正常脉象是怎样的？

2. 寸口分候脏腑是怎样的？

3. 六纲脉是哪些？各自主什么病？

第十三章

# 中医诊断基础——辨证

**教学要求**

1. 掌握八纲辨证的方法和基本证型。
2. 掌握病性辨证的方法和基本证型。
3. 掌握脏腑辨证的方法和常见证型。
4. 了解六经辨证、卫气营血辨证、三焦辨证、经络辨证的方法和意义。

# 任务一 辨证概论

任务情景

顾客一：女性，35岁，颜面出现黄褐色斑片，月经不调，经前斑色加深，乳房胀痛，烦躁易怒，纳谷不香，舌质暗，舌苔薄白，脉弦涩。

顾客二：女性，42岁，面色不润，斑色灰褐、状如尘污，四肢倦怠，纳呆便溏，月经不调，月经质稀、色淡，舌质淡，苔薄，脉弦滑。

同为黄褐斑，从中医角度出发，你觉得治疗方法是否相同，并说明你的理由。

辨证论治是中医学的特点之一。辨证论治是指将四诊收集的资料，通过分析综合，辨别出某种性质的证，根据证的结果以确定治疗原则和方法。证是指证候，即机体在发病过程中某一阶段的病理概括（中医理论概括出的病理状态），包含了病因、病位、病性及邪正关系等要素，反映了疾病的本质。

临床辨证的思路方法——在中医学理论的指导下，通过对症状、体征等病情资料的综合分析，先明确病位、病性等，最后形成完整准确的证名。八纲辨证是辨证的纲领，通过八纲辨证获得的证属于纲领证；病性辨证是辨别证候的性质，通过病性辨证获得的证属于基础证；脏腑辨证是以病位为主的辨证方法，通过脏腑辨证获得的证属于具体证。此外，还有六经辨证、卫气营血辨证、三焦辨证、经络辨证等，也是中医学辨证分类的方法。

# 任务二 八纲辨证

八纲，就是阴、阳、表、里、寒、热、虚、实八个纲领。

医生根据望、闻、问、切四诊收集和掌握的各种病情资料（包括病史、主要症状、舌象、脉象和其他病理体征），运用八纲进行分析综合，从而辨别病变部位的浅深、疾病性质的寒热、邪正斗争的盛衰和病证类别的阴阳作为辨证纲领的方法，称之为八纲辨证（图13-1）。

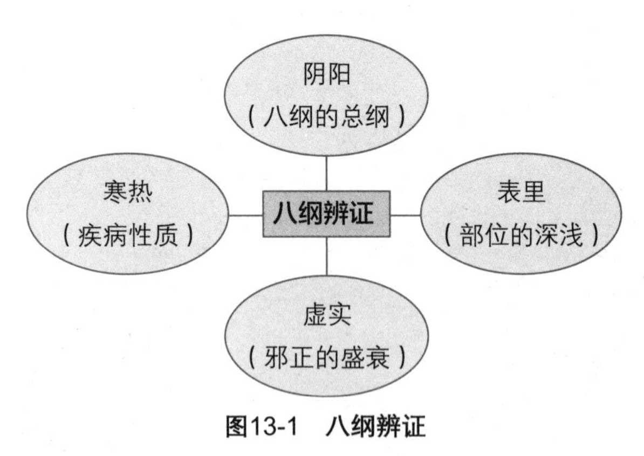


图13-1 八纲辨证

八纲辨证是中医辨证的基本方法，是各种辨证的基础，也是从各种辨证方法的个性中概括出的共性，在诊断疾病过程中，起到执简驭繁、提纲挈领的作用。

## 1. 表证、里证、半表半里证

表证、里证、半表半里证的鉴别见表13-1。

**表13-1 表证、里证、半表半里证的鉴别**

| 证候 | 定义 | 临床表现 |
| --- | --- | --- |
| 表证 | 是指外感邪气经皮毛、口鼻而入，侵入机体，正气（卫气）抗邪所表现的轻浅证候。<br>表证定义的内涵：①外感六淫及疫疠之邪致病（病机）；②外感之邪从皮毛、口鼻侵袭，发病在皮毛、肌腠（病位）；③起病急，病程短；④正气抗邪 | 恶寒（或恶风）发热，头身疼痛，舌质淡红，苔薄白，脉浮，或兼见鼻塞、流清涕、喷嚏、咽喉痒痛、微咳等 |
| 里证 | 指病变部位在内，脏腑、气血、骨髓等受病所反映的证候 | 临床表现复杂繁多 |
| 半表半里证 | 是指病位既不在表也不在里的证候，多因外感邪气由表内传而未达里，或在里的邪气向外透发而未达表，邪气相搏于半表半里之间而形成的证候。临床常见于伤寒病的少阳病证（足少阳胆经） | 以口苦、咽干、目眩、寒热往来、胸胁苦满、默默不欲饮食、脉弦等为特征 |

## 2. 寒证、热证

寒证和热证的鉴别见表13-2。

**表13-2 寒证和热证的鉴别**

| 证候 | 定义 | 临床表现 |
| --- | --- | --- |
| 寒证 | 指感受寒邪，或阴盛阳虚，导致机体功能活动衰减，表现出以寒冷为特点的证候 | 恶寒，畏寒，冷痛喜暖，口淡不渴，肢冷蜷卧，痰、涎、涕清稀，小便清长，大便稀溏，面色白，舌质淡，苔白而润，脉紧或迟等 |
| 热证 | 指感受热邪，或机体阳盛阴不虚，或阳盛阴虚，导致的以温热为特点的证候 | 发热，恶热喜冷，口渴喜饮，面赤，烦躁不宁，神昏谵语，痰、涕黄稠，吐血衄血，小便短黄，大便干结，舌质红，苔黄、干燥少津，脉数等 |

## 3. 实证、虚证

实证和虚证的鉴别见表13-3。

**表13-3 实证和虚证的鉴别**

| 证候 | 定义 | 临床表现 |
| --- | --- | --- |
| 虚证 | 人体正气虚弱所产生的各种虚弱证候。虚证反映人体正气亏虚而邪气并不明显，正气亏虚包括阳气、营卫、阴液、精、血、津液及脏腑等虚损。虚证以抗邪能力减弱、功能低下或衰退为特点 | 神疲乏力，面色少华，畏寒肢冷，声低息微，懒言，自汗或盗汗，消瘦，颧红，舌质娇嫩，脉虚无力等 |

续表

| 证候 | 定义 | 临床表现 |
| --- | --- | --- |
| 实证 | 指感受外邪或其他因素使脏腑功能、阴阳气血失调，气机紊乱，火热邪气内生及痰瘀等病理产物聚积所形成的各种临床证候。实证是以邪气盛实为主，但正气不虚，有充分的抗邪能力，故邪正斗争一般较为剧烈，表现为有余、亢盛、停聚等特点 | 发热烦躁，神昏谵语，痰涎壅盛，胸闷气粗，腹胀满痛、拒按，大便秘结，暴泻，里急后重，小便淋沥涩痛，舌质苍老苔厚腻，脉实有力等。一般具有新病、暴病、病情急剧、病程较短、体质壮实等特点 |

## 4. 阳证、阴证

阳证和阴证的鉴别见表13-4。

**表13-4　阳证和阴证的鉴别**

| 证候 | 定义 | 临床表现 |
| --- | --- | --- |
| 阴证 | 凡见抑制、沉静、衰退、晦暗等表现的里证、寒证、虚证，以及症状表现于内、向下、不易发现的，或者病邪性质为阴邪致病 | 不同疾病表现的阴证的症状各有侧重，其特征性表现有：面色苍白或暗淡，精神萎靡，身重倦卧，畏寒肢冷，语声低怯，口淡不渴，小便清长或短少，大便溏，舌质淡胖嫩，脉多沉、迟、细、弱 |
| 阳证 | 凡见兴奋、躁动、亢进、明亮等表现的外证、热证、实证，以及症状表现于外、向上、容易发现的，或者病邪性质为阳邪致病 | 不同疾病，表现的阳证的症状各有侧重，其特征性表现有：面赤，但热不寒，烦躁不安，呼吸气粗，口干渴饮，小便短赤，大便秘结，舌质红或有点刺，苔黄，脉浮数、洪大、滑实 |

## 5. 八纲证候之间的关系

### （1）证候相兼错杂

证候相兼错杂指疾病某一阶段的证候，不仅病变部位表现为有表又有里，而且寒热虚实相互交错，表现为表里同病、寒热错杂、虚实夹杂。

### （2）证候转化

证候转化是指八纲中相互对立的证候之间，在一定条件下，可以发生相互转化。这种转化大多是指一种证候转化为与其对立的另一种证候。但在证候转化这种质变之前，往往有一个量变的过程，即在真正转化之前，又可呈现相兼夹杂之证候关系。

### （3）证候真假

某些疾病危重阶段，可以出现一些与疾病本质相反的假象。必须认真辨别，去伪存真，抓住疾病本质。

# 任务三 病性辨证

病性辨证，是在中医理论指导下，对各种症状、体征进行辨识，并对所患病、证性质作出概括判断的辨证方法。具体可以分为六淫辨证、气血津液辨证、阴阳虚损辨证等。

## 1. 六淫辨证

六淫辨证是根据患者所表现的症状、体征，对照六淫的致病特点，通过分析，辨别疾病当前病理本质中是否存在着六淫证候的辨证方法（表13-5）。

表13-5　六淫辨证

| 证名 | 临床表现 |
|---|---|
| 风淫证 | 风为阳邪，其性开泄，易袭阳位，善行而数变，常兼夹其他邪气为病。<br>发病迅速、变化快、游移不定。<br>恶风、微热、汗出、脉浮缓，或突起风团、瘙痒、麻木，肢体关节游走疼痛 |
| 寒淫证 | 以恶寒、无汗、局部冷痛、脉紧为主要表现。<br>寒为阴邪，具有凝滞、收引、易伤阳气的特性。分伤寒证和中寒证。<br>类型：寒滞肝脉、寒滞心脉、寒凝胞宫、寒胜痛痹 |
| 暑淫证 | 以发热、汗出、口渴、疲乏为主要表现。<br>暑必夹湿 |
| 湿淫证 | 以头身困重、肢体倦怠、关节酸痛重着为主要表现，苔滑，脉濡缓 |
| 燥淫证 | 主要发于秋季或干燥环境。<br>以口鼻、咽喉、皮肤干燥为主要表现。<br>燥邪具有干燥、伤津耗液、易伤肺脏等特点 |
| 火淫证 | 阳热内盛，以发热、口渴、面红、便秘、尿黄、舌质红、苔黄、脉数为主要表现 |

## 2. 气血津液辨证

气血津液辨证是根据患者所表现的症状、体征，对照气血津液的生理、病理特点，通过分析，辨别疾病当前病理本质中是否存在着气血津液亏损或运行障碍的证候的辨证方法（表13-6）。

表13-6　气血津液辨证

| 证名 | 临床表现 |
|---|---|
| 气虚证 | 神疲乏力，少气懒言，气短，头晕目眩，自汗，动则诸症加剧，舌质淡，脉虚 |
| 气陷证 | 气坠、脏器下垂与气虚症状共见 |
| 气不固摄证 | 自汗，或出血，或二便失禁，或津液、精液、胎元不固与气虚症状共见 |
| 气滞证 | 常见的有：肝郁气滞、胃肠气滞、肝胃气滞（不和）。<br>以胸闷、疼痛、脉弦为主要表现 |
| 气逆证 | 常见的有：肺气上逆、胃气上逆、肝气上逆。<br>肺气上逆则咳喘、喘促；胃气上逆则呃逆、嗳气、恶心、呕吐；肝气上逆则头痛、眩晕 |

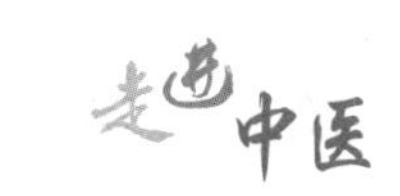

续表

| 证名 | 临床表现 |
|---|---|
| 气闭证 | 突发神昏，晕厥；或内脏绞痛，或二便闭塞，呼吸气粗、声高，脉沉实有力等 |
| 血虚证 | 面、睑、唇、舌、甲色淡白，头晕心悸，失眠健忘，经量少、色淡、延期甚或闭经，脉细无力 |
| 血瘀证 | 以疼痛、肿块、出血与肤色、舌色青紫为主要表现。<br>疼痛特点：刺痛、拒按、固定不移、夜间痛甚 |
| 血热证 | 出血与实热症状共见 |
| 血寒证 | 拘急冷痛、形寒、肤色紫暗、妇女痛经或月经延期与实寒症状共见 |
| 气滞血瘀证 | 气滞与血瘀症状共见 |
| 气虚血瘀证 | 气虚与血瘀症状共见 |
| 气血两虚证 | 气虚与血虚症状共见 |
| 气不摄血证 | 出血与气虚症状共见 |
| 气随血脱证 | 大量失血，随即出现气少息微、大汗淋漓、脉微等 |
| 津液亏虚证 | 以口渴、尿少、便干，皮肤、黏膜干燥等为主要表现 |
| 痰、饮、水停证 | 痰证：痰多胸闷、呕恶眩晕、体胖、局部圆韧包块，苔腻脉滑。<br>饮证：胸闷脘痞、呕吐清水、清稀痰涎、肋间饱满，苔滑脉弦。<br>水停：肢体浮肿、小便不利、腹胀如鼓、周身困重，舌胖苔滑 |

### 3. 阴阳虚损辨证

阴阳虚损辨证是根据患者所表现的症状、体征，对照气血津液的生理、病理特点，通过分析，辨别疾病当前病理本质中是否存在着气血津液亏损或运行障碍的证候的辨证方法（表13-7）。

**表13-7　阴阳虚损辨证**

| 证名 | 临床表现 |
|---|---|
| 阳虚证 | 畏寒肢冷、小便清长、面色㿠白、舌质淡胖、苔白滑、脉沉 |
| 阴虚证 | 形体消瘦、五心烦热、两颧潮红、舌质红、少苔，脉细数 |
| 亡阳证 | 冷汗、肢厥、面白、脉微 |
| 亡阴证 | 身灼烦渴、唇焦面赤、脉数疾、汗出如油 |

## ▎任务四▎ 脏腑辨证

脏腑辨证的目的是确定疾病的脏腑病位及其病理性质，并且概括为一个脏腑证名。其辨证方法是根据各脏腑不同的病理表现即常见症状，确定脏腑病位；根据各证型主症表现的常见症状的特点，并结合兼症确定其病理性质。

## 1. 心与小肠病主要证候辨别要点（表13-8）

**表13-8 心与小肠病主要证候辨别要点**

<table>
<tr><th colspan="2">证型</th><th colspan="2">辨别要点</th></tr>
<tr><td colspan="2">心气虚证</td><td colspan="2">心悸、怔忡与气虚症状共见</td></tr>
<tr><td colspan="2">心阳虚证</td><td colspan="2">心悸、怔忡，或心胸疼痛与阳虚症状共见</td></tr>
<tr><td colspan="2">心血虚证</td><td colspan="2">心悸、失眠、多梦与血虚症状共见</td></tr>
<tr><td colspan="2">心阴虚证</td><td colspan="2">心悸、心烦、失眠与阴虚症状共见</td></tr>
<tr><td rowspan="4">心脉痹阻证</td><td>瘀阻心脉证</td><td rowspan="4">心悸、怔忡</td><td>以刺痛为特点，伴舌质晦暗、青斑，脉细涩或结代</td></tr>
<tr><td>痰阻心脉证</td><td>以憋闷为特点，伴体胖痰多、身重困倦、苔白腻、脉沉滑或沉涩</td></tr>
<tr><td>寒凝心脉证</td><td>以痛势剧烈、遇寒加剧、得温痛减为特点，伴寒邪内盛的症状</td></tr>
<tr><td>气滞心脉证</td><td>以胀痛为特点，发作多与精神因素相关，常伴胁胀、善太息、脉弦</td></tr>
<tr><td colspan="2">心火亢盛证</td><td colspan="2">心烦失眠、舌赤生疮、吐衄、尿赤与实热症状共见</td></tr>
<tr><td colspan="2">痰蒙心神证</td><td colspan="2">（痰迷心窍证）神志抑郁、错乱、痴呆、昏迷，与口吐涎沫、喉有痰声、胸闷呕恶、苔白腻、脉滑等痰浊症状共见</td></tr>
<tr><td colspan="2">痰火扰神证</td><td colspan="2">烦躁不宁、失眠多梦、狂躁神昏，与咳吐黄痰、发热口渴、面红目赤、舌质红苔黄腻、脉滑数等痰热症状共见</td></tr>
<tr><td colspan="2">瘀阻脑络证</td><td colspan="2">头晕、头痛与血瘀症状共见</td></tr>
<tr><td colspan="2">小肠实热证</td><td colspan="2">小便赤涩疼痛、心烦、舌疮与湿热症状共见</td></tr>
</table>

## 2. 肺与大肠病主要证候辨别要点（表13-9）

**表13-9 肺与大肠病主要证候辨别要点**

| 证型 | 辨别要点 |
|---|---|
| 肺气虚证 | 咳、喘、痰稀与气虚症状共见 |
| 肺阴虚证 | 干咳无痰、痰少而黏与阴虚症状共见 |
| 风寒犯肺证 | 咳嗽、痰稀色白与风寒表证症状共见 |
| 风热犯肺证 | 咳嗽、痰黄稠与风热表证症状共见 |
| 燥邪犯肺证 | 干咳无痰或痰少而黏与燥淫证症状共见 |
| 肺热炽盛证 | 咳嗽、气喘、胸痛，与口渴、大便秘结、小便短赤、舌质红苔黄、脉数等里实热症状共见 |
| 痰热壅肺证 | 咳嗽、气喘息粗与痰热症状共见 |
| 寒痰阻肺证 | 咳嗽气喘与痰多色白、胸闷、形寒肢冷、舌淡苔白腻、脉濡或滑等寒痰症状共见 |
| 饮停胸胁证 | 胸廓饱满、胸胁胀闷或痛与饮证症状共见 |
| 风水搏肺证 | 骤起面睑浮肿与风寒、风热表证症状共见 |
| 大肠湿热证 | 腹痛、腹泻与湿热症状共见 |
| 肠热腑实证 | 腹满硬痛、便秘与里热炽盛症状共见 |

续表

| 证型 | 辨别要点 |
| --- | --- |
| 肠燥津亏证 | 大便燥结难下与津亏症状共见 |
| 肠虚滑泻证 | 下利无度、大便失禁与阳虚症状共见 |
| 虫积肠道证 | 腹痛、面黄体瘦、大便排虫或与气滞症状共见 |

## 3. 脾与胃病主要证候辨别要点（表13-10）

**表13-10　脾与胃病主要证候辨别要点**

| 证型 | 辨别要点 |
| --- | --- |
| 脾气虚证 | 纳少、腹胀、便溏与气虚症状共见 |
| 脾虚气陷证 | 眩晕、泄泻、脘腹重坠、内脏下垂与气虚症状共见 |
| 脾不统血证 | 各种出血与脾气虚症状共见 |
| 脾阳虚证 | 腹痛、腹胀、大便清稀与阳虚症状共见 |
| 寒湿困脾证 | 脘腹痞闷、纳呆、腹胀、便溏、身重与寒湿症状共见 |
| 湿热蕴脾证 | 腹胀、纳呆、便溏与湿热症状共见 |
| 胃气虚证 | 胃脘痞满、隐痛喜按、纳少与气虚症状共见 |
| 胃阳虚证 | 胃脘冷痛与阳虚症状共见 |
| 胃阴虚证 | 胃脘隐隐灼痛、饥不欲食与阴虚症状共见 |
| 寒滞胃脘证 | 胃脘冷痛、恶心呕吐与实寒症状共见 |
| 胃热炽盛证 | 胃脘灼痛、消谷善饥、口气臭秽与实热症状共见 |
| 食滞胃脘证 | 胃脘胀痛、嗳腐吞酸、泻下臭秽与气滞症状共见 |

## 4. 肝与胆病主要证候辨别要点（表13-11）

**表13-11　肝与胆病主要证候辨别要点**

<table>
<tr><th colspan="2">证型</th><th>辨别要点</th></tr>
<tr><td colspan="2">肝血虚证</td><td>眩晕、视力减退、爪甲不荣、肢体麻木与血虚症状共见</td></tr>
<tr><td colspan="2">肝阴虚证</td><td>眩晕、目涩、胁肋隐痛与阴虚症状共见</td></tr>
<tr><td colspan="2">肝阳上亢证</td><td>头目胀痛、眩晕耳鸣、急躁易怒、腰膝酸软、头重脚轻等上盛下虚症状</td></tr>
<tr><td colspan="2">肝火炽盛证</td><td>头目胀痛、胁痛、烦躁、耳鸣与实热症状共见</td></tr>
<tr><td colspan="2">肝郁气滞证（肝气郁结证）</td><td>情志抑郁、胸胁少腹胀痛、脉弦与气滞症状共见</td></tr>
<tr><td rowspan="4">肝风内动证</td><td>肝阳化风证</td><td>以眩晕、肢体麻木、震颤或突然昏倒、半身不遂等为主要表现</td></tr>
<tr><td>热极生风证</td><td>高热、神昏、抽搐与实热症状共见</td></tr>
<tr><td>血虚生风证</td><td>手足震颤、头晕眼花、肢体麻木、皮肤瘙痒与血虚症状共见</td></tr>
<tr><td>阴虚动风证</td><td>手足震颤或蠕动与阴虚症状共见</td></tr>
<tr><td colspan="2">寒凝肝脉证</td><td>少腹、前阴、巅顶冷痛（遇寒痛甚、得温痛减）与实寒症状共见</td></tr>
<tr><td colspan="2">胆郁痰扰证</td><td>惊悸失眠、胆怯易惊与痰热症状共见</td></tr>
</table>

### 5. 肾与膀胱病主要证候辨别要点（表13-12）

**表13-12　肾与膀胱病主要证候辨别要点**

| 证型 | 辨别要点 |
| --- | --- |
| 肾阳虚证 | 腰膝冷痛、性欲减退、夜尿多与阳虚症状共见 |
| 肾虚水泛证 | 浮肿以腰以下为甚、小便不利与肾阳虚症状共见 |
| 肾阴虚证 | 腰酸耳鸣、男子遗精、女子月经不调与阴虚症状共见 |
| 肾精不足证 | 主要表现为生长发育迟缓、早衰、生育功能低下，无虚热表现 |
| 肾气不固证 | 腰膝酸软、小便频数清长、滑精、滑胎、带下量多清稀与肾气虚症状共见 |
| 肾不纳气证 | 久病喘咳、呼多吸少、动则尤甚与肾气虚症状共见 |
| 膀胱湿热证 | 尿频、尿急、尿痛、尿短黄与湿热症状共见 |

### 6. 脏腑兼病主要证候辨别要点（表13-13）

**表13-13　脏腑兼病主要证候辨别要点**

| 证型 | 辨别要点 |
| --- | --- |
| 心肾不交证 | 心烦、失眠、腰膝酸软、耳鸣、梦遗与虚热或虚寒症状共见 |
| 心肾阳虚证 | 心悸怔忡、腰膝酸冷、肢体浮肿与虚寒症状共见 |
| 心肺气虚证 | 心悸、胸闷、咳嗽、气喘与气虚症状共见 |
| 心脾两虚证 | 心悸怔忡、失眠多梦、食少便溏、慢性出血与气血两虚症状共见 |
| 心肝血虚证 | 心悸、失眠、眩晕、爪甲不荣、肢体麻木与血虚症状共见 |
| 脾肺气虚证 | 咳嗽气喘、痰液清稀、食少便溏与气虚症状共见 |
| 肺肾阴虚证 | 干咳少痰、腰酸、遗精与虚热症状共见 |
| 肝火犯肺证 | 胸胁灼痛、急躁易怒、咳嗽阵作或咳血与实热症状共见 |
| 肝郁脾虚证 | 胸胁胀痛、腹胀、便溏与情志抑郁症状共见 |
| 肝胃不和证 | 脘胁胀痛、嗳气吞酸、情志抑郁与气滞症状共见 |
| 脾肾阳虚证 | 腰腹冷痛、久泻久痢、五更泄泻与虚寒症状共见 |
| 肝肾阴虚证 | 胸胁隐痛、腰膝酸软、眩晕耳鸣、两目干涩与虚热症状共见 |
| 肝胆湿热证 | 肝胆湿热以胁肋胀痛、身目发黄与湿热症状共见；<br>肝经湿热以阴部瘙痒、带下黄臭与湿热症状共见 |

## 任务五　其他辨证方法简介

### 1. 六经辨证

六经辨证源于汉代张仲景著《伤寒论》，通过对外感疾病演变过程中的各种证候进行综合分析，根据其病变部位、寒热趋向、邪正盛衰，而归纳区分为太阳病证、阳明病证、少阳病证、太阴病证、厥阴病证、少阴病证六经病。几千年以来，它有效地指导着中医学的辨证施治。

### 2. 卫气营血辨证

卫气营血辨证为清代叶天士所创，用于温病辨证，即以外感温病由浅入深或由轻而重的病理过程分为卫分、气分、营分、血分四个阶段，各有其相应的证候特点。

### 3. 三焦辨证

三焦辨证为清代温病学家吴鞠通所确立，根据温病发生、发展的一般规律及症状变化的特点，以上焦、中焦、下焦为纲，对温病过程中的各种临床表现进行综合分析和概括，以区分病程阶段、识别病情传变、明确病变部位、归纳证候类型、分析病机特点、确立治疗原则并推测预后转归的辨证方法。

### 4. 经络辨证

经络辨证是以经络及其所联系脏腑的生理病理为基础，辨析经络及其相关脏腑在病理情况下的临床表现，从而辨清病证的所在部位、病因病机及其性质特征等，为治疗提供依据。经络辨证是以经络学说为理论依据对患者的若干症状和体征进行分析综合，以判断病属何经、何脏、何腑，从而进一步确定发病原因病变性质、病理转机的一种辨证方法，是中医诊断学的重要组成部分。

**复习与思考**

1. 李某，学生，女，18岁，两颊和口周较多丘疹、脓疱，偶有红肿疼痛和结节，腹部胀满，好吃辛辣食物，伴口臭、便秘，舌质红，舌苔黄腻，脉滑数。诊断证型，并进行证型分析。

2. 蔡某，女，44岁，面色萎黄，眼周有明显的皱纹，颈部有两条横向较深的皱纹，伴有爪甲苍白，少气懒言，舌淡苔白，脉细。诊断证型，并进行证型分析。

3. 王某，女，32岁，产后一年，已停止哺乳半年，由于在怀孕期间和哺乳期间营养补充过盛，目前形体臃肿肥胖、胸脘胀闷、肢体困重、痰多、舌苔白腻、脉濡缓。诊断证型，并进行证型分析。

# 第十四章 中医治疗基础——中医治则和常用治疗手段

**教学要求**

1. 掌握中医治则的概念和基本内容。
2. 掌握预防的基本概念和基本原则，治病求本的概念，扶正祛邪、调整阴阳和三因制宜等治疗原则。
3. 熟悉中医常用治疗手段。

# | 任务一 | 中医治则

中医治则是在中医基础理论指导下制定的，对保持健康、祛除疾病、恢复健康都具有普遍指导意义的防病治病规律，是预防、养生、治疗都必须遵循的准则。它上承诊断、下启具体治疗手段和方法，联系临床，是理论与临床密切联系的桥梁。中医治则的基本内容包括：

- 预防为主
- 治病求本
- 调整阴阳
- 扶正祛邪
- 病治异同
- 三因治宜

## 1. 预防为主

预防为主，中医称为“治未病”，就是采取积极的措施，预防疾病的发生与发展，包括未病先防和既病防变两方面内容。

### （1）未病先防

未病先防是指在疾病发生之前，充分调动人体的主观能动性，增强体质，养护正气，提高机体的抗病能力，同时能动地适应客观环境，避免病邪侵袭，做好各种预防工作，以防止疾病的发生。

未病先防：
- 注重调养正气
- 防止邪气侵害

### （2）既病防变

既病防变是指疾病已经发生，应早期诊断、早期治疗，以防止疾病的发展和传变。

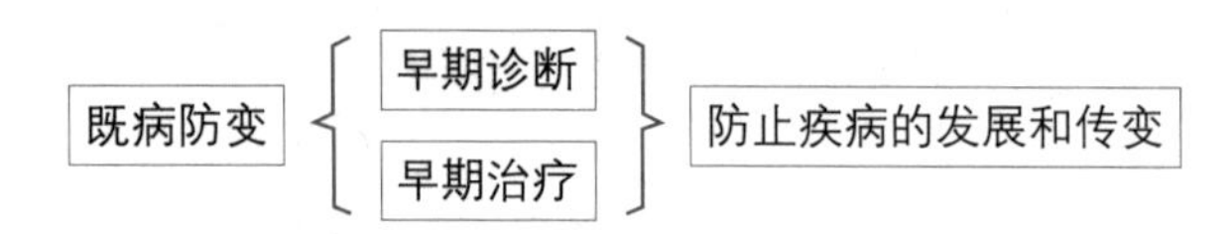


## 2. 治病求本

治病求本，就是要寻找出疾病的根本原因，并针对其根本原因进行治疗。它是辨证论治的一个基本原则。

（1）本和标的概念

本与标，具有多种含义，具有相对的特性。如就正邪而言，则正气是本，邪气是标；以病因和症状论，则病因为本，症状为标；其他如旧病、原发病为本，新病、继发病为标等。

（2）标本缓急

- 急则治其标——当标证急重时应先治其标证，再治其本。
- 缓则治其本——对于病情慢性或急性病的恢复期，则应针对其本证进行治疗。
- 标本兼治——当标本病并重时，应标本兼治。

**知识链接**

正治与反治

（1）正治——是逆其证候性质而治的一种治疗法则，又称“逆治”。“逆”，是指采用的方药性质与疾病的性质相反，如“寒者热之”“热者寒之”“虚则补之”“实则泻之”。适用于疾病的征象与本质相一致的病证。

（2）反治——是顺从疾病假象而治的一种治疗法则，又称“从治”。“从”，是指采用的方药性质顺从疾病的假象的性质，如“热因热用”“寒因寒用”“塞因塞用”“通因通用”。适用于疾病的征象与其本质不一致，甚至相反的病证。

① 热因热用——是以热治热，用热性药物治疗具有假热症状的病证。用于真寒假热证。

② 寒因寒用——是以寒治寒，用寒性药物治疗具有假寒症状的病证。用于真热假寒证。

③ 塞因塞用——是以补开塞，用补益药治疗具有闭塞不通症状的病证。用于真虚假实证。

④ 通因通用——是以通治通，用通利药物治疗具有实性通泄症状的病证。用于真实假虚证。

## 3. 调整阴阳

中医学认为疾病的发生，是由于机体阴阳相对平衡遭到破坏，造成体内阴阳偏盛偏衰的结果。所以，调整阴阳的相对平衡，促进阴平阳秘，是治疗疾病的根本法则之一。

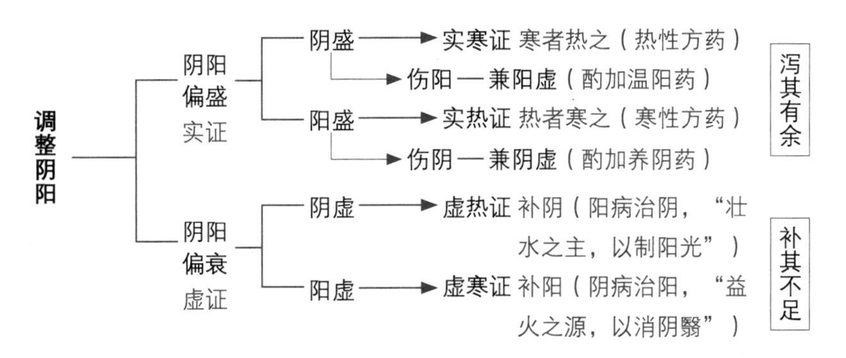

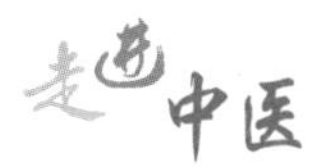


### 4. 扶正祛邪

疾病的演变过程，就是正邪相互斗争的过程。斗争的胜负决定疾病的转归和预后，通过扶助正气祛除邪气，有利于疾病向痊愈方向转化。

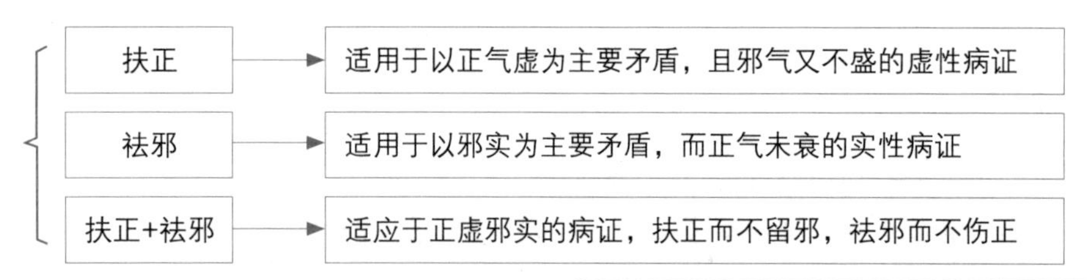


**先祛邪后扶正：** 用于邪盛正虚，但正气尚能耐攻者。如瘀血之崩漏证，应先活血后补血。

**先扶正后祛邪：** 用于正虚邪实，以正气虚为主者。如正气太虚的虫积者，不宜先驱虫，应先健脾以扶正。

### 5. 病治异同

**同病异治**

指同一种疾病，由于病情的发展和病机的变化，以及邪正消长的差异，机体的反应性不同，即证候不同，因此治疗上就不同。

**异病同治**

指不同的疾病，在其病情发展过程中，会出现相同的病机变化，即证候相同，因此采用相同的治法治疗。

### 6. 三因治宜

三因治宜是指治疗疾病要根据季节、地区、气候以及人体的体质、性别、年龄、情志等的不同而制定适宜的治疗方法。

因时制宜——季节有春、夏、秋、冬；气候有晴、雨、阴等的变化。根据不同的季节和气候特点，来考虑治疗用药的原则。如：

① 夏季气候温热，人体腠理开泄，故不宜用过于辛温发散之药，以免开泄太过，耗伤气阴。

② 冬季气候寒凉，当慎用过于寒凉之品，以防伤阳。

③ 暑季多雨，气候潮湿，故病多挟湿，治宜加入化湿、渗湿之品。

因人制宜——根据患者的年龄、性别、体质、生活习惯等的不同特点，进行适当的治疗。

患者自身特点：

① 年龄：区分幼、成、老的不同。老年人生机渐减，气血亏虚，故病多虚或虚实夹杂，治宜偏于补益，实证时攻之应慎；小儿生机旺盛，气血未充，脏腑娇嫩，易寒易热，易实易虚，病情变化较快，故治疗时忌峻攻、进补，用量宜轻。

② 性别：男、女。妇人用药，应考虑其经、带、胎、产等情况。

③ 体质：强、弱。

④ 习俗：本人的生活习惯及风俗。

因地制宜——根据不同的地理环境特点，选择治疗用药。如：

①西北地高气寒，病多燥寒，治宜辛润，寒凉之品慎用。

②东南地低气温多雨，病多温湿或湿热，治宜清化，而温热及助湿之品慎用。

**复习与思考**

1. 中医的治疗法则包括哪些？
2. 什么是同病异治？什么是异病同治？
3. 什么是三因治宜？具体包括哪些？

## 任务二 中医常用治疗手段

中药方剂、针灸、推拿等均是中医常见的治疗方法。临床上各种治疗方法可以单独使用，也可相互配合，取效更快。

▶微信扫码◀ 煎煮中药

### 1. 中药方剂

中药即中医用药，为中国传统中医特有药物。将中药按照配伍原则、临床经验，以若干药物配合组成的药方叫方剂。方剂是治法的体现。方剂的传统形式除了水煎剂外，还有丸剂、散剂、内服膏剂。

中药煎剂

中药煎剂（图14-1）又称汤剂，是指将中药饮片加水、放入煎药锅内煎煮一段时间后，去渣，取浓缩药汁所制成液体药剂，乃目前中医临床上广泛采用的一种剂型。

汤剂主要用水作溶剂，但有时也可能根据药性和治疗上的需要，而添加酒、醋、蜜等同煎，其目的主要是促使药物中的有效成分溶出。

汤剂作为中医治病的一种剂型已有悠久历史，特点如下：①方剂有效成分经过高温杀菌溶于水后，服用时人体更容易吸收，可迅速发挥药效；②医生可以根据患者的病情变化，而灵活增减药味及药量；③适用于突发而且病因不明的新病，或病情较危急的病症。

煎剂最大的缺点是抓药煎煮费时，其次为药液不易保存，必须当天分次服完。

随着现代技术的发展，目前推出的中药代煎机器和中药免煎颗粒，也算是一种与时俱进的创新。

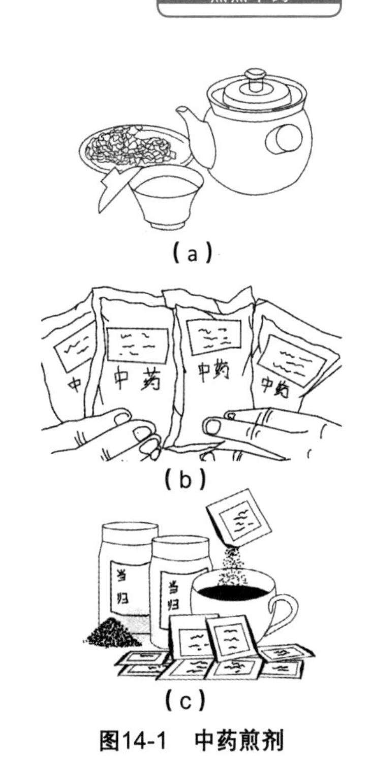


图14-1 中药煎剂

## 知识链接

中药煎煮方法简介（图14-2）

（1）拆包
（2）加水、浸泡40分钟
将药按置底部
水没过约2～3cm

（3）头煎
①
大火煎至沸腾，转小火
小火煎至40分钟
倒出药液

（4）二次煎
再次加水
大火煎至沸腾，转小火
小火煎至30分钟

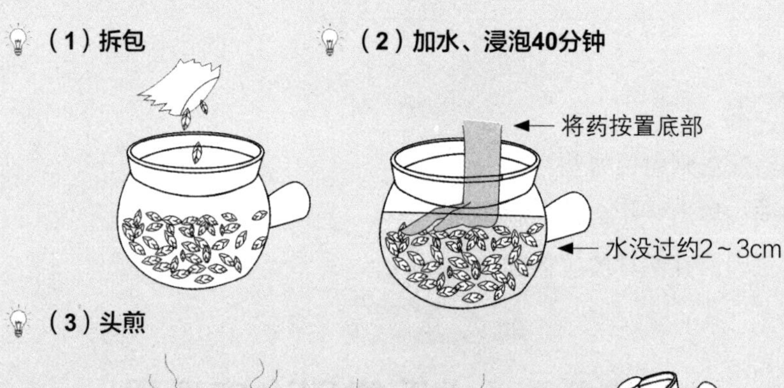

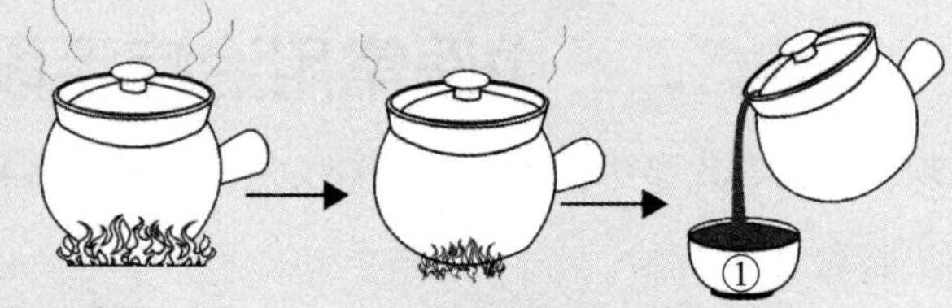

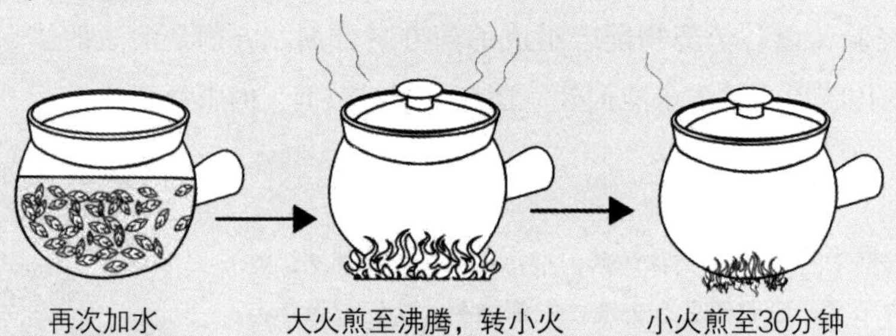

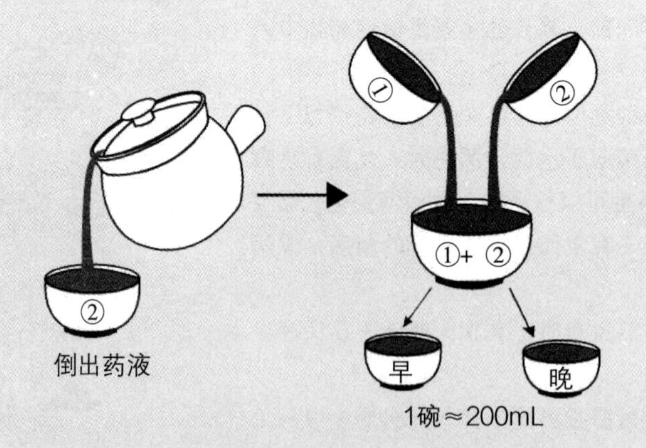


注：
解表类、清热类、芳香类药物于沸后再煎煮15分钟；一般药物沸后再煎煮30~40分钟；滋补类药物先用大火煮沸后，改用小火煎煮60分钟。药剂第2煎的时间较第一煎略短。

图14-2　中药煎煮方法

中药丸剂

中药丸剂（图14-3）系指将药物细粉或药物提取物加适宜的黏合剂或辅料制成的球形制剂，常见的有水丸、水蜜丸和蜜丸。

丸剂在服后在胃肠道分解缓慢，逐渐释放药效，作用持久；对毒、剧毒、刺激性药物可延缓吸收，减弱毒性和不良反应。因此，临床治疗慢性疾病或久病体弱、病后调和气血者多用丸剂。

丸剂尚存在一定的缺点，如有的服用剂量大，尤其是小儿服用困难；生产流程长，污染机会多。

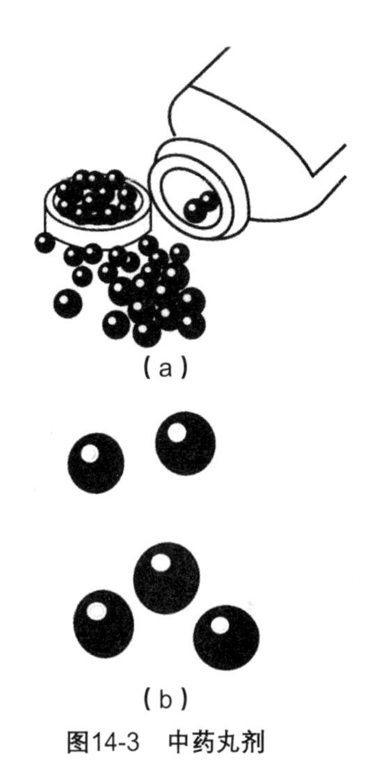

（a）

（b）

图14-3　中药丸剂

中药散剂

中药散剂（图14-4）系指一种或数种药物经粉碎、混匀而制成的粉状药剂。

散剂的特点在古代早有论述："散者散也，去急病用之"。因散剂比表面积较大，因而具有易分散、奏效快的特点；散剂能产生一定的机械性保护作用；此外，制法简便，剂量可随症增减。但由于药物粉碎后比表面较大，故其气味、刺激性、吸湿性及化学活动性等也相应地增加，使部分药物易起变化，挥发性成分易散失。故一些腐蚀性强及吸潮变质的药物，不宜制成散剂。

现在可以将散剂放入一次性茶布袋中，或泡或煮，都十分方便。

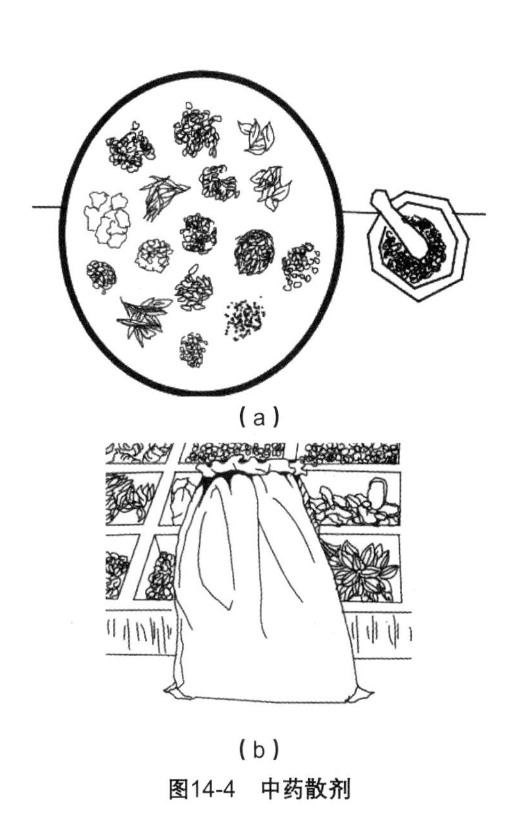

（a）

（b）

图14-4　中药散剂

中药内服膏剂

内服膏剂，后来又称为膏方，因其起到滋补作用，也有人称其为膏滋药。在中医理论里，膏方是一种具有高级营养滋补和治疗预防综合作用的成药（图14-5）。它是在大型复方汤剂的基础上，根据人的不同体质、不同临床表现而确立不同处方，经浓煎后掺入某些辅料而制成的一种稠厚状半流质或冻状剂型。根据膏方中是否含有动物胶或胎盘、鹿茸等动物药，可将其分为素膏和荤膏。素膏由中草药组成，不易发霉，四季均可服用；荤膏中则含有动物胶(药)，多属温补之剂，且不易久存，一般冬季服用。

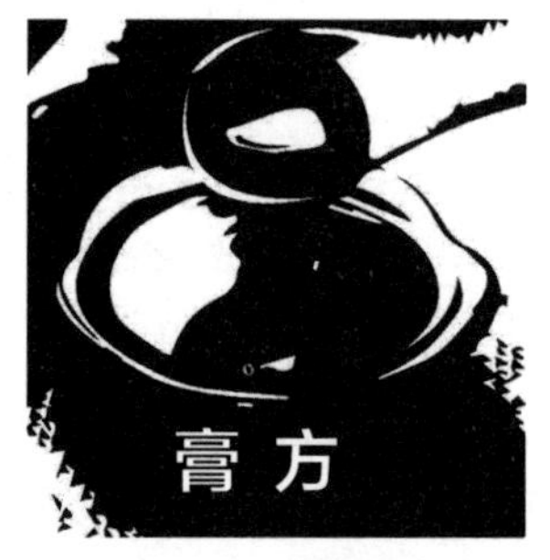

图14-5　中药膏方

## 2. 针灸

针灸是针法和灸法的总称。

针法（图14-6）是在中医理论的指导下把针具（通常指毫针）按照一定的角度刺入患者体内，运用捻转与提插等针刺手法来对人体特定部位进行刺激，从而达到治疗疾病的目的。

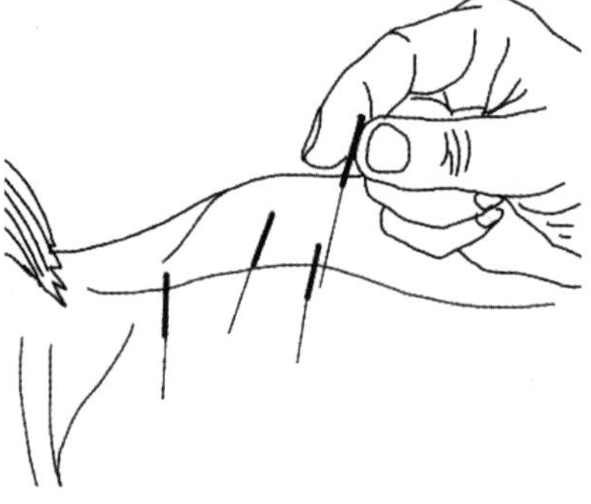
图14-6　针法

灸法（图14-7）是以预制的灸炷或灸条在体表一定的穴位上烧灼、熏熨，利用热的刺激来预防和治疗疾病。

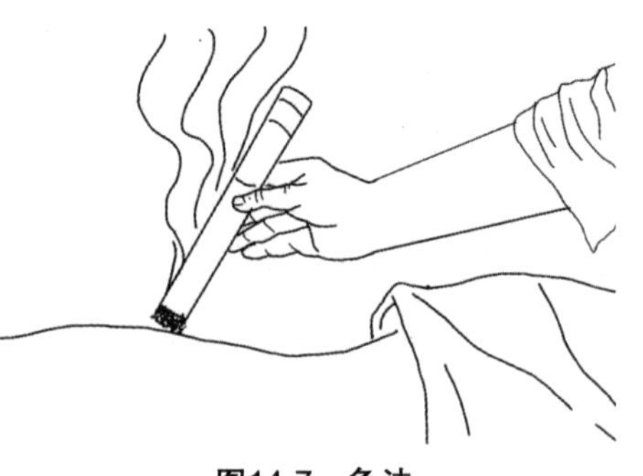
图14-7　灸法

针灸以其疗效确切、机理明确、操作简单、费用低、耗材少、少有副作用的

特点，特别是在解决痛症、神经系统疾病方面有着非常大的优势。此外，针灸美容也在近年越来越流行。

### 3. 推拿

推拿（图14-8）为一种非药物的自然疗法、物理疗法，通常是指医者运用自己的双手作用于患者的体表、受伤的部位、不适的所在处、特定的腧穴、疼痛的地方，具体运用推、拿、按、摩、揉、捏、点、拍等形式多样的手法和力道，以期达到疏通经络、推行气血、扶伤止痛、祛邪扶正、调和阴阳、延长寿命的疗效。

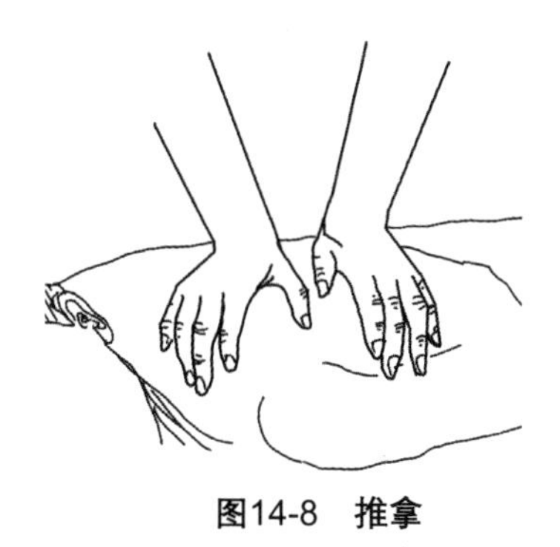

图14-8 推拿

#### 复习与思考

1. 中医治则的基本内容包括哪些?
2. 何谓预防? 其内容包括哪几个方面?
3. 何谓治病求本? 试举例说明治病求本的意义。
4. 何谓因时制宜、因地制宜和因人制宜? 试分别举例加以说明。
5. 中医常用治疗手段有哪些?

# 参考文献

[1] 叶玉枝. 中医美容基础[M]. 上海：上海交通大学出版社，2014.

[2] 白正勇. 中医学基础[M]. 北京：中国医药科技出版社，2015.

[3] 朱文锋. 中医诊断学[M]. 北京：中国中医药出版社，2002.

[4] 林敏红. 中医美容技术[M]. 北京：化学工业出版社，2015.

[5] 孙广仁. 中医基础理论[M]. 北京：中国中医药出版社，2017.

[6] 李灿东. 中医诊断学[M]. 北京：中国中医药出版社，2018.

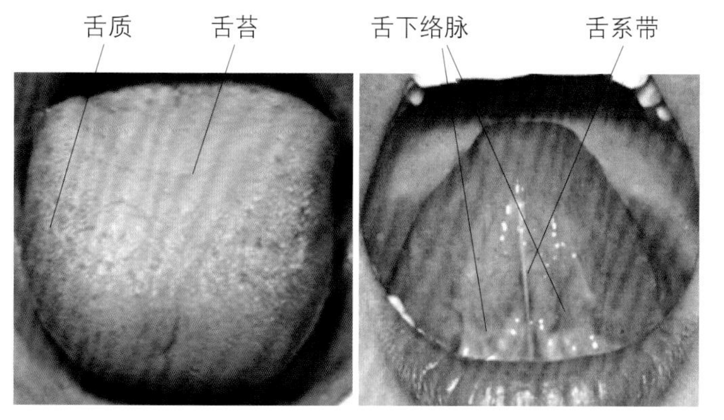


图9-1　舌的组织结构

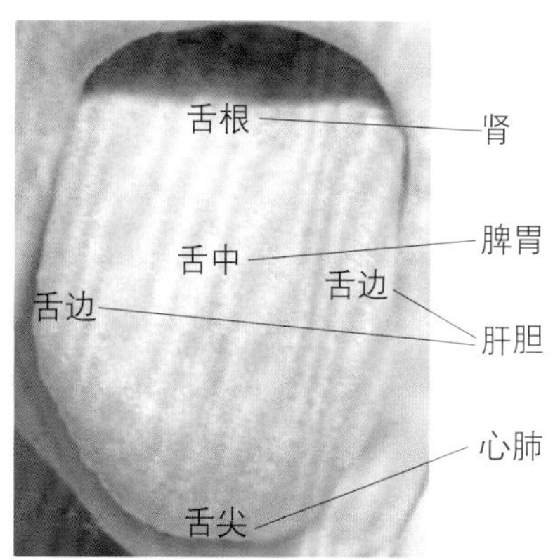


图9-2　舌面的脏腑分区

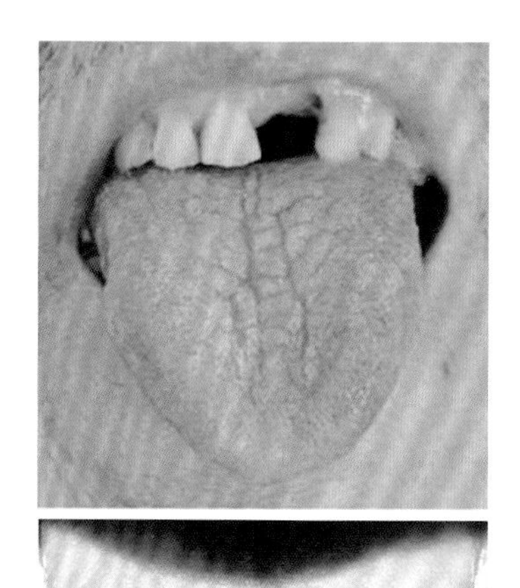

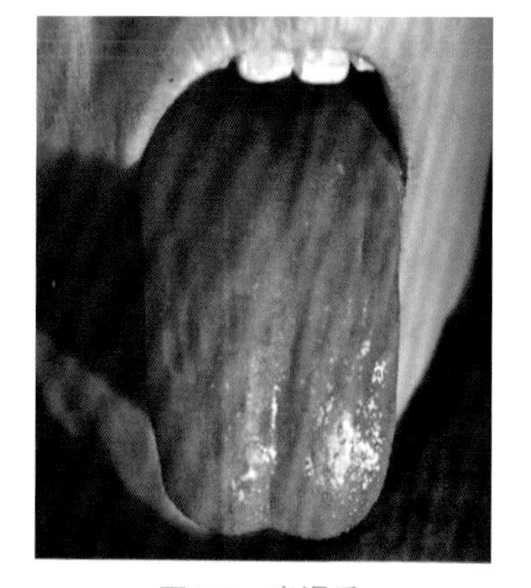

图9-4　老嫩舌

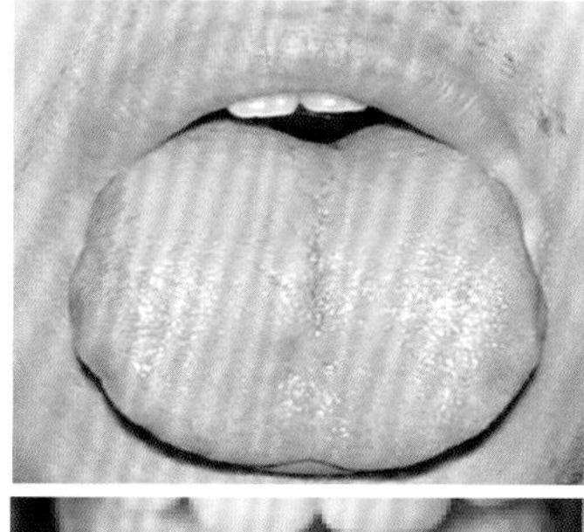

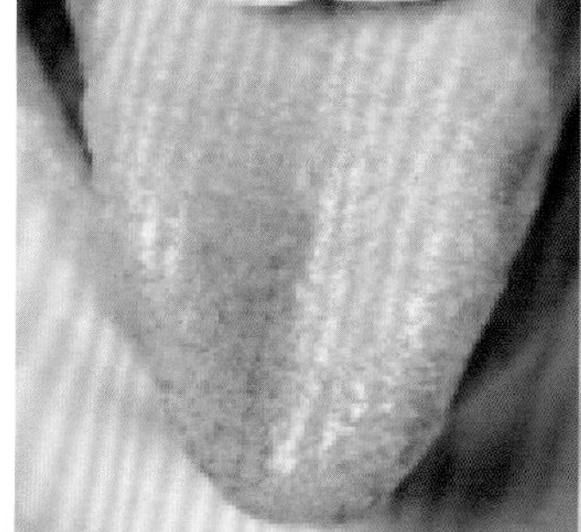

图9-5　胖瘦舌

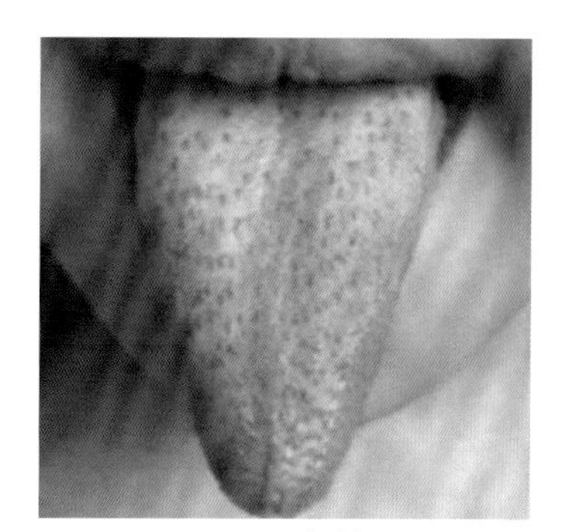

图9-6　点刺舌

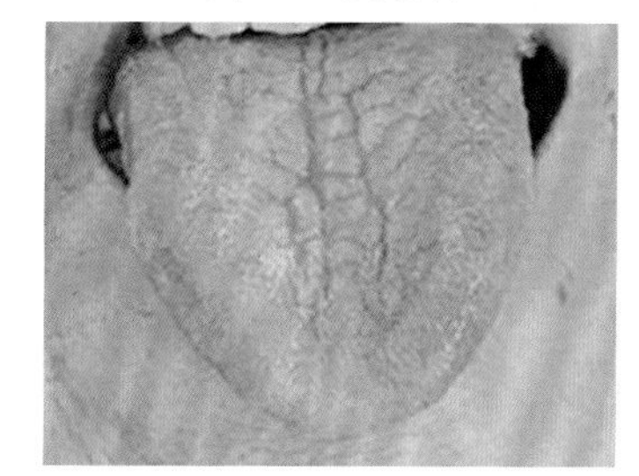

图9-7　裂纹舌

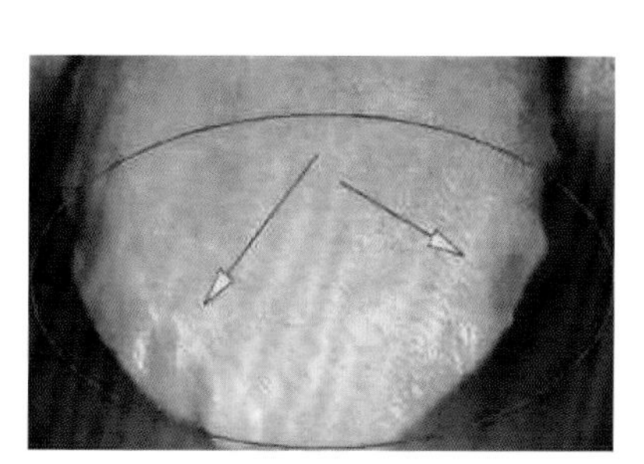

图9-8　光滑舌

图9-9　齿痕舌

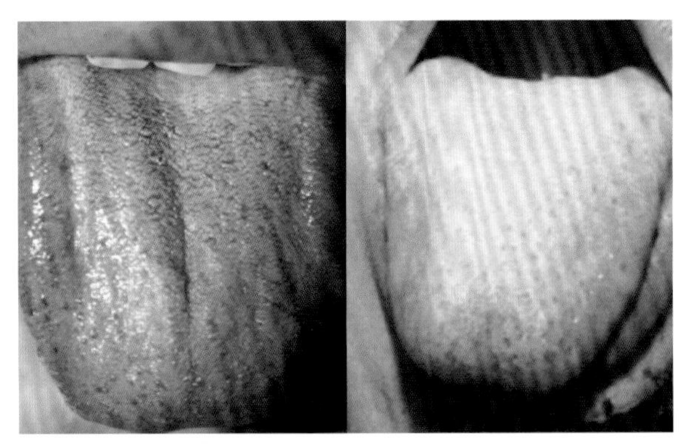

图9-11　厚薄苔

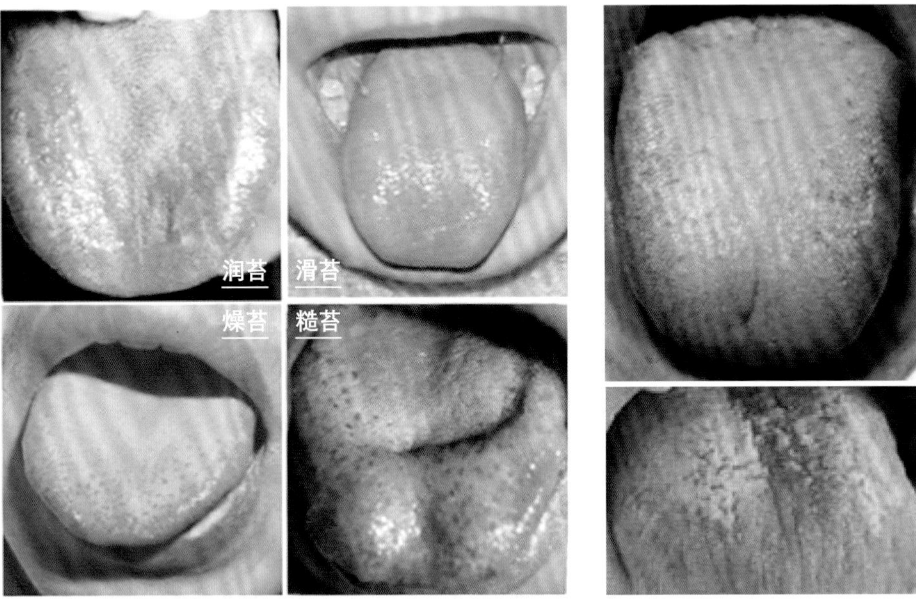


图9-12　润燥苔

图9-13　腐腻苔

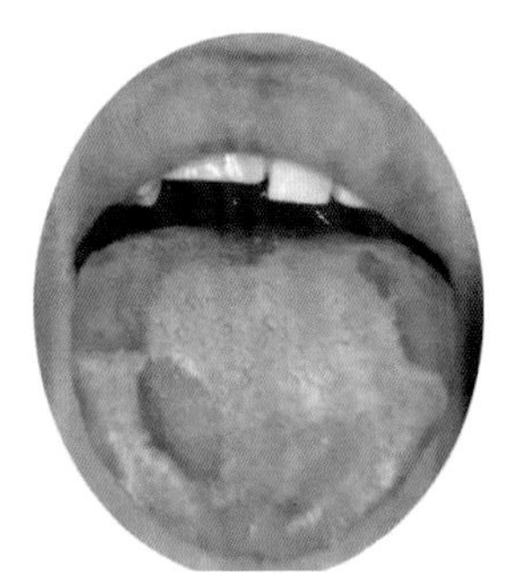

图9-14　剥落苔

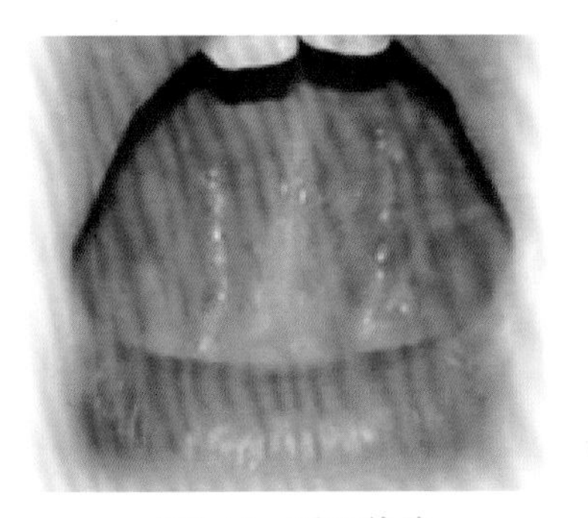

图9-15　舌下络脉